医药卫生高等院校创新教材

供口腔医学、口腔医学技术、口腔修复工艺等专业使用

口腔正畸学

（第 3 版）

主　　编　施洁珺

副 主 编　马冬梅　王　悦

编　　者　（以姓氏汉语拼音为序）

陈　慧　黑龙江护理高等专科学校

陈娟娟　唐山职业技术学院

林微微　浙江中医药大学

刘　超　浙江大学医学院附属口腔医院

刘　哲　河南大学赛思口腔医院

马冬梅　开封大学医学部

施洁珺　浙江大学医学院附属口腔医院

王　旭　重庆医药高等专科学校

王　悦　天津医科大学口腔医院

编写秘书　吴　娜

科 学 出 版 社

北 京

内 容 简 介

本书依据口腔执业（助理）医师考试大纲和最新版正畸临床技术指南编写，是医药卫生高等院校创新教材之一，侧重于正畸临床基础知识和技能。本书紧紧围绕职业教育岗课赛证的特色，将课程思政内容贯穿全书，确保职业教材的先进性、科学性、可读性、适教性和创新性。全书分为11章，包括错𬌗畸形的病因、分类、生物力学等基础理论知识，和矫治器的制作，常见错𬌗畸形的矫治程序、口腔卫生保健等临床技能，采用文、图、表相结合的形式，形象易懂、易学实用。同时本书通过理论讲授、图解、示教、实验，以及丰富的数字化资源，使学生能较好地掌握教材的基本理论和基本技能。

本书适用于口腔医学、口腔医学技术、口腔修复工艺专业教学使用，也可作为口腔执业（助理）医师考试的参考用书。

图书在版编目（CIP）数据

口腔正畸学 / 施洁珺主编 . —3 版 . —北京：科学出版社，2022.12
医药卫生高等院校创新教材
ISBN 978-7-03-073768-7

Ⅰ . ①口… Ⅱ . ①施… Ⅲ . ①口腔正畸学—医学院校—教材
Ⅳ . ① R783.5

中国版本图书馆 CIP 数据核字（2022）第 214305 号

责任编辑：丁海燕 / 责任校对：杨 赛
责任印制：赵 博 / 封面设计：涿州锦晖

科学出版社 出版
北京东黄城根北街16号
邮政编码:100717
http://www.sciencep.com
北京世汉凌云印刷有限公司印刷
科学出版社发行 各地新华书店经销

*

2005年8月第 一 版 开本：850×1168 1/16
2022年12月第 三 版 印张：9 1/2
2024年8月第十七次印刷 字数：287 000
定价：59.80元
（如有印装质量问题，我社负责调换）

前　言
Preface

党的二十大报告指出："人民健康是民族昌盛和国家强盛的重要标志。把保障人民健康放在优先发展的战略位置，完善人民健康促进政策。"贯彻落实党的二十大决策部署，积极推动健康事业发展，离不开人才队伍建设。党的二十大报告指出："培养造就大批德才兼备的高素质人才，是国家和民族长远发展大计。"教材是教学内容的重要载体，是教学的重要依据、培养人才的重要保障。本次教材修订旨在贯彻党的二十大报告精神和党的教育方针，落实立德树人根本任务，坚持为党育人、为国育才。

本教材是医药卫生高等院校创新教材之一。在第 2 版的基础上，本教材根据口腔正畸专业的发展情况，紧紧围绕学生工作岗位能力需求和岗课赛证的特色，对教材的内容结构及章节顺序进行调整，便于学生充分掌握正畸临床技能。同时，本教材特别突出互联网＋职业教育的融合，开发配套的教材数字化资源，打破学习者受时间和空间限制的传统学习模式。本教材还富有思政特色，将思政教学内容贯穿全书，始终坚持职业教育教材的先进性、科学性、可读性、适教性和创新性。

本教材依据口腔助理医师考试大纲和最新版正畸临床技术指南，按照教育部专业教学标准和职业院校的教学实际课时需要编写，与市面上其他正畸教材相比，更加侧重于正畸临床基础知识和技能，可供高职高专、5 年制（3+2）的口腔医学专业、口腔医学技术专业及中职口腔修复工艺专业的学生使用，同时可供各级口腔医护人员参阅，具有极强的实用性。

本教材共 11 章，包含错𬌗畸形的病因、分类、生物力学等基础理论知识，也包括矫治器的制作，常见错𬌗畸形的矫治程序、口腔卫生保健等临床技能。每一章节还设有自测题，学生可以通过完成习题来检测自己对知识的掌握程度。

本教材根据学生的心理特点和实际需求，力求突出专业、突出重点、突出实用，尽可能简化文字叙述，采用图、文、表并举，达到形象易懂、易学实用的目的。通过导言、正文和自测题，结合活泼新颖的版面设计，使本教材以一种崭新的构架、独特的面孔，吸引读者眼球，激发读者的求知欲望和兴趣。

本教材编者均为来自教学一线的骨干教师，在编写过程中参阅了大量同行发表的论文、论著等文献，在充分认识和理解教材的编写要求及指导思想的前提下、结合自身的教学与临床实践体会，以高度的责任心和使命感投入到教材的编写工作。在此特别感谢为本次教材编写付出辛勤劳动的所有编者。由于编者水平有限，教材中可能有不妥之处，恳请各位读者在使用过程中提出宝贵意见，以便日后修正。

施洁珺

2023 年 8 月

配 套 资 源

欢迎登录"中科云教育"平台，**免费**数字化课程等你来！

"中科云教育"平台数字化课程登录路径

电脑端

▶ 第一步：打开网址 http://www.coursegate.cn/short/LMQT0.action

▶ 第二步：注册、登录

▶ 第三步：点击上方导航栏"课程"，在右侧搜索栏搜索对应课程，开始学习

手机端

▶ 第一步：打开微信"扫一扫"，扫描下方二维码

▶ 第二步：注册、登录

▶ 第三步：用微信扫描上方二维码，进入课程，开始学习

PPT 课件，请在数字化课程中各章节里下载！

目 录

Contents

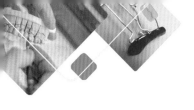

口腔正畸学的主要任务就是对错𬌗畸形进行系统探查、研究，揭示其发生发展规律；通过科学、实用、简便的手段，使还没有发生的错𬌗畸形得到预防或遏制，使已经发生的错𬌗畸形经过矫治达到或接近正常，满足人们对口腔颌面部的生理健康和美的需求。

一、口腔正畸学的基本概念

1. 口腔正畸学（orthodontics） 是研究错𬌗畸形的病因、机制、诊断分析、预防和治疗的一门学科，也是口腔医学的一个分支学科。

2. 错𬌗畸形 是指儿童在生长发育过程中，由先天的遗传因素或后天的环境因素（如疾病、口腔不良习惯、替牙异常等）导致的牙齿、颌骨、颅面的畸形（如牙齿排列不齐、上下牙弓间的𬌗关系异常、颌骨大小形态位置异常等）。世界卫生组织把错𬌗畸形定义为牙面异常。

3. 个别正常𬌗及理想正常𬌗 有轻微的错𬌗畸形，且不影响正常的生理功能活动，都可确定为正常𬌗，这种正常范畴内的个体𬌗彼此之间又有所不同，故称为个别正常𬌗。理想正常𬌗是由Angle提出来的概念，即上下颌牙齿完整，牙齿在上下牙弓上排列得很整齐，上下牙的尖窝关系完全正确，上下牙弓的𬌗关系非常理想。

∮ **链接** 近代口腔正畸学的奠基人——Angle

美国学者Angle是公认的口腔正畸学奠基人。他对口腔正畸学的突出贡献是把口腔正畸学从口腔医学中分离出来，形成口腔医学新的分支学科；创立的简明易学的Angle错𬌗畸形分类法，被广泛应用；创立的固定矫治器的矫治体系，沿用至今。

二、错𬌗畸形的患病率

错𬌗畸形是口腔科三大常见疾病（龋齿、牙周病和错𬌗畸形）之一，而且伴随时间地推移，其患病率呈上升趋势。目前，有关错𬌗畸形的流行病学调查尚无统一标准，故错𬌗畸形患病率的相关报道差异较大。

2000年，傅民魁教授等对全国7个地区25 392名青少年、儿童以个别正常𬌗为标准进行错𬌗畸形调查，调查结果按Angle错𬌗畸形分类法进行分类统计，其结果乳牙期为51.84%，替牙期为71.21%，恒牙初期为72.92%。患病率同比20世纪60年代呈上升趋势（表1-1）。

表1-1 25 392名中国儿童及青少年的错𬌗畸形患病率

组别	人数	正常𬌗占比	错𬌗畸形患病率	Ⅰ类错𬌗	Ⅱ类错𬌗	Ⅲ类错𬌗
全体对象	25 392	32.18%	67.82%	34.96%	20.05%	12.81%
乳牙期	5309	48.16%	51.84%	26.80%	10.10%	14.94%
替牙期	10 306	28.79%	71.21%	35.78%	25.77%	9.65%
恒牙初期	9777	27.08%	72.92%	38.52%	19.41%	14.98%

三、错𬌗畸形的危害性

1. 局部性危害

（1）影响𬌗、颌、面的生长发育　儿童在生长发育过程中，由于发生错𬌗畸形将影响𬌗、颌面软硬组织的正常发育。如造成颜面中1/3的凹陷和下颌前突畸形、面部发育不对称等。

（2）影响口腔健康　牙齿因拥挤错位，不易清洁，容易引起龋病及牙周组织炎症，或因牙齿错位而造成牙周创伤等。

（3）影响口腔功能　严重的错𬌗畸形可以影响口腔正常的功能。如前牙开𬌗造成发音的异常；后牙锁𬌗、开𬌗可影响咀嚼功能；严重下颌前突则造成吞咽异常；严重下颌后缩则影响正常呼吸；错𬌗畸形还可影响颞下颌关节的功能，造成器质性病变等。

2. 全身性危害

（1）错𬌗　畸形不但对牙、颌、颅面的局部造成危害，而且影响全身。如由于咀嚼功能降低引起消化不良及其他胃肠疾病等。

（2）影响容貌美观及心理健康　错𬌗畸形直接影响容貌美观，如开唇露齿、双颌前突、长面或短面畸形等。这类患者常因面部畸形有碍美观而产生极大的心理负担，或可能带来性格扭曲。

四、错𬌗畸形的临床表现

错𬌗畸形的临床表现多种多样。

（一）个别牙错位

个别牙错位包括牙齿的唇向错位、颊向错位、舌向（腭向）错位、近中错位、远中错位、高位、低位、转位、易位、斜轴等（图1-1）。

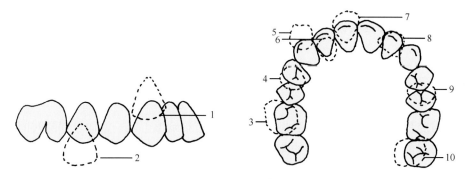

图1-1　个别牙错位

1. 低位；2. 高位；3. 颊向错位；4. 远中错位；5、7. 唇向错位；6、10. 舌向（腭向）错位；8. 转位；9. 近中错位

（二）牙弓形态及牙齿排列异常

常见牙弓形态及牙齿排列异常有：牙弓狭窄（图1-2），牙列拥挤（图1-3），牙列间隙（图1-4）。

（三）𬌗、颌、颅面关系异常

常见𬌗、颌、颅面关系异常有前牙反𬌗（图1-5）；前牙深覆盖，上颌前突（图1-6）；单侧反𬌗（图1-7）；前牙深覆𬌗（图1-8）；前牙开𬌗（图1-9）。

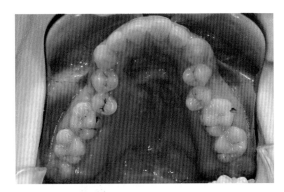

图1-2 牙弓狭窄（上颌像）

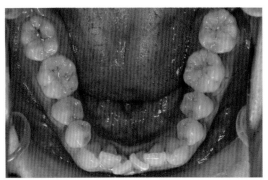

图1-3 牙列拥挤（下颌像）

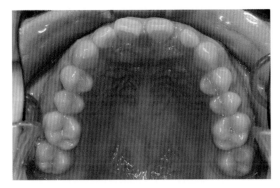

图1-4 牙列间隙（上颌像）

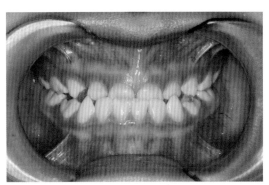

图1-5 前牙反𬌗（正面咬合像）

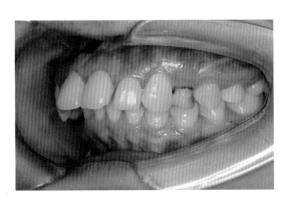

图1-6 前牙深覆盖（侧面咬合像）

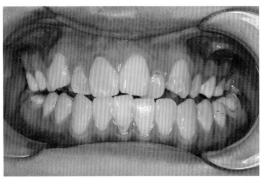

图1-7 单侧后牙反𬌗（正面咬合像）

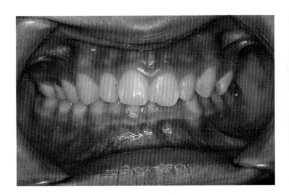

图1-8 前牙深覆𬌗（正面咬合像）

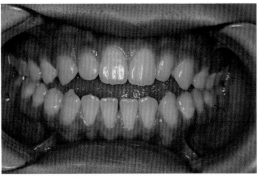

图1-9 前牙开𬌗（正面咬合像）

五、错殆畸形的矫治方法和时机

（一）矫治方法

1. 预防矫治 错殆畸形尚未发生，在牙、颌、颅面的胚胎发育和后天生长发育过程中，针对可影响其发育而造成错殆畸形的各种先天因素或后天环境因素，采取各种预防措施来防止错殆畸形的发生称为预防矫治。如在妊娠期需要注意营养不良、药物使用等对胚胎发育造成的不良影响；儿童龋齿的早期治疗、口腔不良习惯的早期破除、额外牙的及时拔除等措施，也可以预防错殆畸形。

2. 阻断矫治 在错殆畸形发生的早期，通过简单的方法防止错殆畸形向严重畸形的方向发展，将颌面的发育导向正常称为阻断矫治。如早期牙源性前牙反殆，使用简单殆垫舌簧矫正器矫治，防止向严重的骨性畸形发展。

3. 一般矫治 是指临床上对大多数错殆畸形采用的常规矫治方法。根据不同牙、颌、颅面畸形，选用不同类型的矫治器及矫治技术进行治疗，如可摘矫治器、固定矫治器、功能矫治器等。一般矫治是临床上口腔正畸的主流工作，技术难度较大，应由口腔正畸医师实施。

4. 正畸-正颌联合治疗 是对生长发育已经完成的严重骨性错殆畸形，采用正颌外科手术配合术前、术后正畸方法予以矫正，也称外科矫治或外科正畸。一般正畸-正颌联合治疗由口腔颌面外科与口腔正畸科医师共同合作完成，以保证其咬合及颌骨的畸形矫治方法均达到良好的效果。

（二）矫治时机

临床上经常见到延误治疗时机的病例。有些患者若在畸形早期得到及时治疗，可以收到事半功倍的效果，否则，畸形会更加严重，治疗更加困难。把握矫治时机不仅应考虑牙殆的发育时期，还应考虑患者的年龄、性别，以及身体健康状况等。

1. 矫治时机与年龄、性别的关系 年龄是把握矫治时机的重要因素之一。正在生长发育期的儿童骨质生长活跃，矫治效果较好；同时应考虑到错殆的类型，如影响颌骨生长发育的早期骨性畸形，矫治越早效果越好。成年后骨质为代偿性增生，颌骨生长发育停止，矫治效果不如儿童好，且时间也长。男女青春期的生长发育快速期不同，女孩较男孩早，因此，女孩矫治的时间应比男孩稍早一些。

2. 矫治时机与健康状况 口腔局部和全身的健康状况对矫治时机、进程及结果有一定的影响。口腔局部和全身健康状况好，组织变化正常，可以较好地把握其治疗时机和效果。局部的炎症和全身慢性病等，对治疗时机、牙的移动、骨的改建等都有不同程度的影响。一般应进行局部和全身治疗后，再进行矫治。

六、错殆畸形矫治的标准和目标

早期的错殆畸形矫治标准是 Angle 于 1897 年提出的，要求矫正达到理想正常殆标准。但是通过大量以此标准进行的临床矫治病例观察发现，由于扩大的牙弓不稳定，患者出现畸形不同程度地复发，使矫治失败。实际上，现代人类中只有极少数人的殆发育接近理想正常殆，绝大多数正常殆个体以个别正常殆的形式存在，这才符合生物变异的客观规律。因此，对于错殆畸形的矫治标准应该是个别正常殆，而不是理想正常殆。

错殆畸形的矫治目标是平衡、稳定和美观。错殆畸形经过治疗后，牙、颌、颅面形态和功能取得新的平衡和协调关系，应为前牙覆殆覆盖正常，磨牙关系中性，尖窝关系正常，颌间关系及下颌对颅面关系位置正常。特别要注意的是，不仅是形态的畸形得到矫正，被错殆影响的口颌系统的功能也应得以恢复，而且这种形态和功能的矫正结果必须是稳定和不易复发的。美观作为矫治目标之一是无可厚非的，随着牙𬌗畸形的矫正，以及牙、颌、颅面的关系协调，颜面形态也会得到一定程度改善，这也是许多患者寻求治疗的初衷。

🔗 **链接** 正常𬌗六关键

①磨牙关系；②牙齿近、远中倾斜（冠角、轴倾角）；③牙齿唇（颊）-舌向倾斜（冠转矩）；④旋转；⑤间隙；⑥𬌗曲线。

七、口腔正畸学的发展史

公元前460—前377年，古希腊医师Hippocrates对牙、颌、颅面畸形已有论述。1世纪时，罗马医生Celsus教人用手指矫正错位牙，被公认是最早的矫治技术。1728年，法国医师Fauchard首先报道使用机械性矫正器。1771年，英国Lfunter出版了第一本包含口腔正畸内容的书籍。

近代口腔正畸学的发展始于19世纪末20世纪初。美国学者Edward H. Angle不但创立了口腔正畸学，提出了Angle错𬌗畸形分类法（1899年），而且先后于1907、1912、1915年提出了E型弓、钉管弓、带状弓矫治技术，并在1928年发表了有关方丝弓矫治技术的理论，确立了固定矫治器的矫治体系。这项技术至今仍被世界各国广泛应用。Angle为近代口腔正畸学的发展和矫治技术奠定了基础。此外，Angle还培养了一批优秀学生，把他所创立的固定矫治技术加以改进和完善，使其更具科学性和实用性。1940年，美国Tweed医生提出了减数拔牙矫治理论。该理论不但改变了人们对面部审美的观念，也极大地降低了错𬌗复发率；1961年，澳大利亚Begg医生以差动力作为理论基础，提出了Begg细丝弓矫治技术；1976年，美国Andrews医生发表的预成序列弯曲方丝弓矫治技术，使固定矫治技术迈入了直丝弓矫治时代。

在口腔正畸的发展过程中，欧洲学者们以口周肌力为矫治力源，在功能性矫正器应用方面，做出了显著贡献。1936年挪威的Andresen和Houpl首先提出的Activator功能矫正器，1950年Balters发明的生物调节器（bionator）及1960年德国Frankel设计的功能矫正器，已成为现代错𬌗畸形矫治的重要工具。

中国口腔正畸学的发展，因历史原因远落后于世界发达国家。中华人民共和国成立以后，以毛燮均、陈华等为代表的学者们，开创了中国的口腔正畸事业。他们为口腔正畸学科的建设、人才的培养、正畸技术的发展做出了杰出的贡献。毛燮均教授在北京医学院（现北京大学医学部）建立了我国第一个口腔正畸专科诊室；他从演化、遗传等生物学的角度研究了错𬌗畸形的发生、发展，为口腔正畸学注入了新的生物学内容；他还提出了以症状、机制、矫治三者结合为基础的毛氏错𬌗畸形分类法。我国20世纪50年代至20世纪70年代初，临床上矫治错𬌗畸形主要以活动矫治技术为主。因此，在活动矫治器矫治各类错𬌗畸形上，我国具有独特的经验。20世纪70年代末，我国开始成立独立的口腔正畸学教研室。

20世纪80年代初，方丝弓、细丝弓固定矫正技术在我国开始应用于口腔正畸，直丝弓固定矫治技术，也得到迅速发展和推广。目前，固定矫治技术已成为我国各级口腔正畸医师矫治错𬌗畸形的主要方法。近年来，自锁矫治技术、舌侧矫治技术、无托槽隐形矫治技术等在临床开始广泛使用。我国儿童的错𬌗畸形患病率在70%左右，随着生活及文化水平的不断提高，要求正畸治疗的儿童越来越多，因此，提升口腔正畸诊疗水平是一项非常重要的工作。

八、口腔正畸学的相关学科

1. 口腔正畸学与其他口腔专业学科　口腔正畸学属于口腔科学的分支学科，与其他口腔专业学科有着密切的关系。如口腔正畸治疗中常出现殆创伤、口腔卫生不良或某些错殆畸形造成的牙周疾病，都要由牙周病科进行治疗；而严重的骨性错殆畸形，则必须与口腔颌面外科共同完成外科正畸。

2. 口腔正畸学与遗传学　错殆畸形的形成有明显的演化、遗传因素，故遗传学及牙科人类学与口腔正畸亦密切相关。

3. 口腔正畸学与力学　口腔正畸的过程是牙齿颌骨接受各种矫治力的过程，因而生物力学内容是口腔正畸矫治基础和临床研究中的重要方面。牙齿受力后牙周膜及牙槽骨组织发生的一系列（包括生理生化的生物学特征等）变化成为牙齿移动生物学的专门内容。

4. 口腔正畸学与材料学　口腔正畸学的发展一直与材料学、新科技的发展紧密相关。如黏合材料、金属矫正弓丝材料、生物陶瓷材料、高分子树脂材料和数字化技术的发展也促进了口腔正畸学的发展。

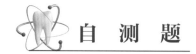 自　测　题

单选题

1. 提出"理想正常殆"的学者是（　　　）

   A. Andrews   B. Angle

   C. Tweed   D. Begg

   E. Frankel

2. 乳牙殆时期牙源性反殆使用简单殆垫舌簧矫治器矫治，属于（　　　）

   A. 预防性矫治   B. 阻断矫治

   C. 常规矫治   D. 外科矫治

   E. 功能矫治

3. 口腔不良习惯的早期破除属于（　　　）

   A. 预防矫治   B. 阻断矫治

   C. 常规矫治   D. 外科矫治

   E. 功能矫治

（施洁珺）

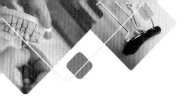

第2章
错殆畸形的病因与形成机制

错殆畸形是多种因素或多种机制共同作用的结果，其病因和形成机制是错综复杂的。错殆畸形的病因可分为遗传因素和环境因素两大类。这些因素通过影响口腔颌面部的骨骼、神经肌肉、牙齿和咀嚼系统软组织的生长发育，使其发生异常改变，继而形成错殆畸形。在制订治疗计划时，只有对错殆畸形的病因和形成机制分析清楚、诊断正确，才能准确治疗，否则将影响治疗效果和预后。

第1节 颅颌面的生长发育

一、概　述

颅颌面生长发育是指颅、颌、面、殆的生长发育，是口腔正畸学的重要基础知识之一。了解和掌握颅颌面生长发育知识，有助于错殆畸形的早期预防、诊断和估计预后，为确立正确矫治计划有着重要的意义。

生长是指活体的组织、器官等在生物学过程中数量、形态变化，是细胞分裂、细胞增殖、细胞体积增大及间质增加的结果，是可用测量值来表示的量的变化。

发育是指细胞、组织、器官增长的程度。其表现为机体组织结构和功能上的分化和完成的过程。

生长和发育两者紧密相关，生长是发育的物质基础，生长量的变化又可在一定程度上反映身体器官、系统的成熟状况，常常以生长发育的整体概念来研究机体的变化。

机体的生长发育时间、速度，既受先天因素的影响，也受地区差异、生活方式、疾病、运动等因素的影响，不同个体间存在一定的差异。总体来说，个体从出生到五六岁，为生长发育的快速期；五六岁后，生长发育渐渐变慢；而后女性10岁左右、男性12岁左右进入青春生长发育快速期；女性到14～16岁，男性到16～18岁进入生长发育缓慢期；女性到18～20岁，男性到24岁左右发育完成。

生长发育并不是无限连续的现象。个体的不同部位在一定的时间段均各自遵循一定的规律生长，有生长的旺盛期和衰减期之分。颅面部的生长发育是机体生长发育的一部分，既遵循全身生长发育的总体规律，又存在特殊性。例如，全身高度和颅面高度的比例，随着年龄的增长而不断地发生变化（图2-1）。

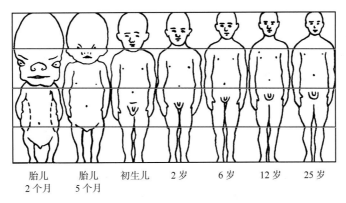

| 胎儿 | 胎儿 | 初生儿 | 2岁 | 6岁 | 12岁 | 25岁 |
| 2个月 | 5个月 | | | | | |

图2-1　从胎儿2个月至25岁身体各部分比例变化图

二、颅面的生长发育

（一）颅部的生长发育

出生后，人体的整个头部与全身的长度比例在不断地改变。出生后至1～2岁颅部生长速度最快，到6岁时其容量为成人的90%以上，到10～12岁时颅部与成人相差很少。

颅部前后径的增长，主要是靠颅底软骨生长。但枕骨大孔以前、枕骨基部与蝶骨相连软骨的生长，比枕骨大孔后部快，以配合面部向前下的生长。颅部上下径及左右径增大，主要靠颅骨骨缝的生长。出生后许多骨缝及软骨逐渐消失而融合，颌额缝6岁左右才消失。然后是骨面的表面生长。颅部的三维生长虽然同时进行，但是不成比例，前后径比上下径及左右径增长速度快。

颅底的生长发育主要由蝶筛软骨结合、蝶骨间软骨结合和蝶枕软骨结合进行。对颅底软骨结合的生长发育产生影响时，可出现早期骨化，造成颅底得不到充分的生长发育，其结果是在正畸临床上可出现中面部或上颌后缩形成反𬌗。对软骨结合的生长发育造成严重的影响时，可出现颅部畸形。

（二）上颌骨的生长发育

上颌骨是颌面部骨骼的主要组成部分之一，主要由前颌骨和上颌本体两部分组成。其由第一鳃弓的上颌突、侧鼻突和中鼻突共同发育融合而成。

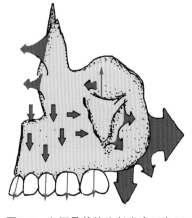

图2-2　上颌骨整体生长发育示意图

来源：https://www.tsu.tw/edu/4767.html

1. 长度的增长　有4条骨缝，即额颌缝、颧颌缝、颧颞缝、翼腭缝，此处沉积骨质可增加上颌骨的长度；唇侧增生新骨，舌侧吸收陈骨使上颌骨长度增加；上颌结节后壁区增生新骨，大量增加上颌骨长度；腭骨后缘有新骨增生，以维持后鼻棘的位置，使上颌骨长度增加；随颅中窝的生长发育，上颌、前颅基底、前额、颧骨向前移动，增加了上颌骨的长度（图2-2）。

2. 宽度的增长　上颌骨两腭突部分的分离移位是上颌骨宽度增长的主要方式；腭中缝处增生新骨，为腭后部宽度的增长；牙槽骨因恒磨牙的生长在颊面增生新骨，使腭盖加宽；在颧颌缝及部分颧骨侧面增生新骨，使上颌宽度增加；乳牙和恒牙在牙槽骨唇舌向的位置变化，使上颌骨前部宽度增加。

3. 高度的增长　高度增长的大部分是牙的萌出和牙槽骨的表面增生新骨；因颅基底及鼻中隔的生长而使上颌骨向下、向前生长，使高度增加；腭盖的表面增生新骨及鼻腔底面吸收陈骨，使腭盖下降。根据Enlow提出的V形原理，上颌牙槽弓呈向后方V形扩大，内面骨质增生，外面骨质吸收，各自向其敞开的两端生长，从而上颌牙槽弓向后方及下方移动，即长度和高度增加。

需要注意，上颌骨的生长发育，不是单纯地向下前方移动，实际上它是包括上颌复合体的多数骨的一系列复杂的变化，它还向上、向后方生长移动。

（三）下颌骨的生长发育

下颌骨是身体中唯一的具有左右联动关节的骨骼，由下颌体、下颌支及牙槽骨三部分组成，是面部下1/3的主要骨性支架。

1. 下颌骨的三维生长（图2-3）

（1）长度的增长　以磨牙区最多。下颌骨靠下颌支前缘吸收陈骨和后缘增生新骨而增加长度，可提供恒磨牙的萌出位置。下颌骨外侧增生新骨，内侧吸收陈骨，可使下颌体的长度增加，且可使两侧下颌角距离增加而向四周扩大。随上颌牙弓向前移位，下颌体也随之延长。下颌长度的增长，女孩比男孩早开始1年左右，到了青春期，则男性下颌骨加速生长。

（2）宽度的增长 下颌骨的外侧面增生新骨，内侧面吸收陈骨可增加宽度。随着下颌骨向后生长，由于髁突随颞凹同时向侧方生长，可使下颌支宽度增加。

（3）高度的增长 下颌支高度生长主要靠下颌髁突的新骨生长；下颌支喙突同时生长，使下颌骨高度增加。下颌体高度生长主要是靠下颌牙齿萌出时牙槽突的增高，以及下颌骨的下缘少量增生新骨。

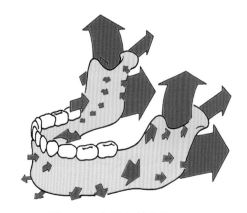

图2-3 下颌骨生长发育示意图

来源：https://pocketdentistry.com/26-correction-of-dentofacial-deformities/

2. 下颌骨主要生长部位

（1）下颌体 下颌骨原本仅有由髁突延至颏联合的管状基础部分，其生长与一般长骨生长相似。由于咬肌、翼内肌及颞肌等功能运动的作用而形成下颌角及喙突，由于牙萌出而形成牙槽突。若将牙拔除，可发现牙槽骨很快吸收。下颌体下面很少有骨基质沉积。下颌骨体长每年增加2～3mm。

（2）下颌角 出生时下颌角在生长发育中，可因人种、年龄、性别等有所不同。随年龄递增而变化，如新生儿下颌角为140°～160°，3岁乳牙完成咬合时为130°～140°，12岁时恒牙咬合完成时为120°～125°，20岁成年人为125°，而老年时，由于牙齿脱落，牙槽突吸收，下颌角又变为钝角。在性别差异上，一般女性比男性下颌角小。

（3）颏部 颏部外形突出并非由于自身骨沉积生长，主要是下颌体后部骨生长，使下颌长度增加，升支后缘和髁突软骨生长使下颌长度和高度增加，下颌骨整体向前、向下移位，颏部随之向前下移位。同时颏上区是一处骨吸收区，牙槽骨局部吸收使颏部外形凸现出来。颏部形状随年龄而改变，在第二性征出现时其变化更为显著。个体的颏部外形及突度对其侧貌有较大影响，在正畸治疗设计时要予以关注。

三、牙列与𬌗的生长发育

（一）𬌗的建立

𬌗的建立从婴儿第6～8个月乳牙萌出时开始，直到第三磨牙萌出时才完成。正常𬌗的建立不仅依赖于牙齿的正常发育、萌出、排列、功能等，还依赖于牙槽骨、颌骨，整个面部、颅部的正常发育，以及面颌肌肉动力平衡。作用于牙弓前后、内外的所有肌肉力量的平衡对正常建𬌗是非常重要的。𬌗的发育还受到遗传、代谢、营养、内分泌等因素及外界环境的影响，是一个多因素共同作用的复杂过程。

（二）𬌗的发育

1. 萌牙前期 新生儿的上下颌龈垫之间的覆盖关系与萌牙后的上下牙弓间的覆盖关系类似。婴儿下颌处于休息状态时，上下龈垫完全分离而无接触，形成一条间隙，该间隙与萌牙后的息止𬌗间隙相似。在出生后1年内，上下颌间没有明确的正中𬌗位，此时下颌具有前后运动，而无侧方运动。

2. 乳牙𬌗期 通常的乳牙列萌出一般在出生后6～8个月开始，2岁后才能完成，3岁半时乳牙的牙根基本形成。一般的乳牙的萌出顺序为：下Ⅰ→上Ⅰ→下Ⅱ→上Ⅱ→Ⅳ→Ⅲ→下Ⅴ→上Ⅴ。

正常乳牙𬌗的特征如下。

（1）前牙覆盖浅，可有稍深的覆𬌗。

（2）前牙部分可有生长间隙及灵长间隙。

（3）上下颌第二乳磨牙的远中面关系（图2-4）大致分为三型。终末平面以垂直型及近中型较多，这对恒牙𬌗建立正常的𬌗关系有影响。

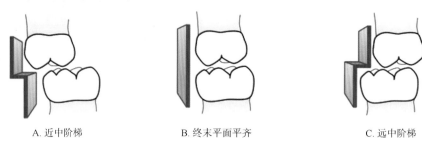

A. 近中阶梯　　　　　　　B. 终末平面平齐　　　　　　　C. 远中阶梯

图2-4　上、下颌第二乳磨牙终末平面的关系

来源：https://pocketdentistry.com/2-development-of-the-occlusion/

（4）上颌乳尖牙的近中舌侧面与下颌乳尖牙的远中唇侧面相接触。

3. 替牙𬌗期　6～12岁期间，牙列中乳牙及恒牙并存，从第一磨牙萌出到最后一颗乳牙被替换，这段时间也称为混合牙列时期，即替牙期。恒牙的萌出顺序和时间存在较明显的个体及种族差异。萌出顺序上的异常，往往导致错𬌗畸形的形成。乳恒牙替换时，牙弓前段出现间隙，该间隙可为恒牙的排齐、磨牙关系的调整提供必要的空间。该期的𬌗关系变异很大，可能会出现暂时性错𬌗。

替牙𬌗期暂时性错𬌗现象：替牙𬌗期暂时性错𬌗与替牙𬌗期儿童颌骨的生长发育较牙的生长发育相对滞后有关，是恒牙替换乳牙时其骨量与牙量仍处于调整状态的自然现象，暂不需要矫治。①上颌左右中切牙之间在萌出早期时出现的间隙：这是由侧切牙牙胚萌出时挤压中切牙牙根所致，但应排除额外牙及上唇系带过低等因素。②上颌侧切牙初萌时牙冠向远中倾斜：这是因为上颌尖牙位置较高，萌出时压迫侧切牙牙根而造成的，应予以密切观察。③恒切牙萌出时出现轻度拥挤现象：可能因恒牙较乳牙大，随着颌骨的增大和替牙间隙的利用，可自行调整。④上下颌第一恒磨牙建𬌗初期可能为尖对尖𬌗关系：当乳磨牙与前磨牙替换后，利用上下颌替牙间隙之差可以调整为中性关系。⑤上下颌切牙萌出早期出现前牙深覆𬌗：当第二恒磨牙生长及前磨牙建𬌗时，后牙牙槽骨高度有所增加，可能自行解除。

4. 恒牙𬌗期　从12岁第二磨牙萌出到第三磨牙的萌出，恒牙列初步形成，建立起恒牙𬌗。这个时期是儿童生长发育的高峰期，颌骨可塑性强，是正畸治疗的理想时期。此时上下前牙的关系从理论上来讲，是下中切牙的切缘咬于上切牙的腭侧面的切1/3与中1/3交接处，上颌尖牙咬在下颌尖牙远中及第一前磨牙的近中。上颌第一磨牙的近中舌尖咬在下颌第一磨牙的中央窝。上下颌牙的接触关系，除上颌第三磨牙和下颌中切牙与对颌一个牙齿接触外，其余上下颌牙均与2个对颌牙相接触。

总之，深入地了解相关生长发育知识和相关生长发育预测指标，并与正畸治疗有机地结合起来，将有助于早期诊断和预测错𬌗畸形的发生、发展和预后，并为确立正确的矫治计划打下良好的基础。

第2节　错𬌗畸形的病因

一、遗传因素

（一）种族演化

错𬌗畸形是随着人类种族演化而发生和发展的。在人类数十万年的演化过程中，从爬行到直立行走，支持头颈背部的肌肉逐渐萎缩，颌骨退化缩小；食物由生到熟、由粗到细，由硬到软饮食习惯改变，咀嚼器官的功能日益减弱，但咀嚼肌、颌骨和牙齿的不平衡退化，导致牙量骨量不协调，错𬌗畸形也相应从无到有，从轻到重。经过遗传和变异，逐渐形成咀嚼器官退化为主的遗传性状，这就是现代人类错𬌗畸形的历史背景（图2-5）。

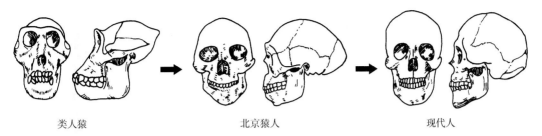

类人猿　　　　　　　　　北京猿人　　　　　　　　　现代人

图2-5　人类进化过程中头骨的比较

🔗 **链接**　人类进化与错𬌗畸形的发生发展

考古资料及错𬌗的调查统计资料表明，从古人类到现代人类，错𬌗畸形从无到有，患病率从低到高，至今已经成为现代人类的普遍现象。50万～80万年前的古人头骨上未发现错𬌗，10万年前尼安德特人头骨上有轻微错𬌗，殷墟人错𬌗占28%，而现代人类错𬌗约占67%。

（二）个体发育

从个体发育的角度来看，现代人类中少数人的牙齿排列比较整齐，上下颌牙齿的咬合关系在正常范围内；多数人则有不同程度的错𬌗畸形，这与双亲的遗传有关。双亲的错𬌗畸形特征遗传给子女，子女的颌面形态像父母；同时子女的颌面并不完全像父母，这与变异和环境有关。

遗传因素在错𬌗畸形的病因中占比例较高。遗传性错𬌗畸形矫治难度较大，所需要的矫治时间和矫治结束后的保持时间均较长，应争取尽早进行矫治，且有可能分期治疗。成年后必要时配合外科治疗，才能得到较好的矫治效果。

🔗 **链接**　咀嚼器官的遗传特性

Hughes发现咀嚼器官的退化性性状在遗传中占优势。例如，父母中有一方的上颌牙弓狭窄，则子女的上颌牙弓多表现为狭窄；Moore也发现，若父母的一方或双方存在下颌发育不足时，则子女下颌发育不足的遗传甚为显著；若父母的一方或双方变异为下颌发育过度时，则子女下颌发育过度的遗传趋势较小。这些都反映出咀嚼器官以退化性性状占优势的特点。

二、环境因素

（一）母体因素

母亲妊娠时的状态，影响着胎儿的发育。妊娠初期患病，如患风疹、梅毒及其他传染病，会影响胎儿颌面部的正常发育，表现为骨钙化不良、牙齿钙化萌出异常、乳牙牙根异常吸收，甚至会导致牙齿发育不全。

（二）胎儿因素

胎儿在子宫内的生长发育条件出现异常，如羊水压力失常、胎位不正、脐带缠绕等，都可使口面部受到异常外力的作用，引起发育受阻或两侧发育不对称。

（三）发育障碍及缺陷

1. 牙齿数目异常 牙齿数目异常可表现为额外牙和先天性缺失牙。额外牙无论其是否萌出，均有可能挤占恒牙的位置，引起恒牙的错位萌出或阻生，造成牙列拥挤；先天性缺失牙常见于恒牙列，致牙列间隙和上下牙弓、颌骨不协调，甚至影响口腔功能和面部美观。

2. 牙齿大小形态异常 牙齿巨大，多见于上颌中切牙和侧切牙，牙量大于骨量，形成上颌前牙前突或拥挤；牙齿过小，多见于上颌侧切牙，牙量小于骨量，形成牙间隙。牙齿形态异常最常见于切牙和尖牙，呈圆锥形；此外，一些由发育缺陷引起的牙体形态异常，如牙釉质缺损、牙瘤、融合牙等，均可造成错𬌗畸形。

3. 乳牙早失 乳牙在正常替换前，因龋病、外伤及其他原因丧失或拔除，称乳牙早失。乳牙除咀嚼功能外，在引导恒牙萌出、保持牙弓长度、促进颌骨发育及维持正常颌间关系上起着重要作用。乳牙早失后，缺隙被邻牙占据，可致继替恒牙阻生或错位萌出。乳牙早失发生得越早，继替恒牙错位萌出的发病率则越高，早失2年以上者均有错位萌出的发生。

🔗 **链接** 乳牙早失与错𬌗形成

下乳尖牙早失，可使下切牙舌侧移位，造成前牙深覆盖；第二乳磨牙早失，可使第一恒磨牙向近中倾斜或移位，造成牙弓长度不足，如果此时第一恒磨牙已建立牢固的中性𬌗关系（尖窝锁结关系），则不会减少牙弓的长度；上颌乳磨牙早期缺失，可使上切牙及乳尖牙向远中及舌侧移位，而与下前牙成对刃𬌗或反𬌗关系；下颌乳磨牙过早缺失，则下切牙及乳尖牙可能向远中及舌侧移位，使前牙覆𬌗、覆盖加深。多数乳磨牙早失会影响颌骨的发育。

4. 乳尖牙磨耗不足 由于各种原因乳尖牙磨耗过少，高出牙弓𬌗平面。咬合时，乳尖牙可能产生早接触而引起创伤性疼痛。为了避免疼痛刺激，患儿常使下颌向前方或侧方移动，日久便形成假性下颌前突、偏𬌗或反𬌗畸形。

5. 乳牙滞留 乳牙逾期不脱落即为乳牙滞留。乳牙滞留常使继替恒牙萌出受阻，可能出现埋伏阻生、错位萌出或萌出顺序异常，造成牙齿排列及𬌗关系的紊乱。

6. 恒牙萌出顺序紊乱 在正常情况下恒牙萌出顺序，上颌为第一磨牙、中切牙、侧切牙、第一前磨牙、第二前磨牙、尖牙、第二磨牙及第三磨牙，下颌为第一磨牙、中切牙、侧切牙、尖牙、第一前磨牙、第二前磨牙、第二磨牙及第三磨牙。正常的恒牙萌出顺序有助于正常𬌗关系的建立，反之亦然。一般来说，下颌牙都比上颌同名牙萌出稍早。若上颌第一磨牙在下颌第一磨牙之前萌出，有可能形成远中错𬌗畸形；上颌第二磨牙比前磨牙或尖牙早萌，使上颌第一磨牙向近中倾斜，缩短了上牙弓的长度，会使后萌的牙齿因间隙不足而拥挤错位。

7. 恒牙早失 常使邻牙向缺隙倾斜、对𬌗牙伸长及出现散在牙间隙等，影响儿童颌骨的发育，形成错𬌗畸形（图2-6）。

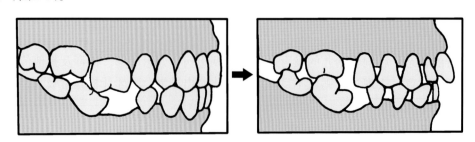

图2-6 第一磨牙早失后引起的牙移位及𬌗关系变化

🔗 链接 第一磨牙早失与错殆畸形

由于第一磨牙萌出早，龋齿患病率较高，故易早失，其危害也最严重。可造成牙弓的近远中关系失调；缺隙远中牙近中倾斜，邻接点接触不正；前磨牙向远中倾斜移动；第二磨牙早萌，同时向近中倾斜；切牙可能发生舌向移位；对殆牙伸长，咬合关系紊乱。如为单侧第一磨牙缺失，患者可形成偏侧咀嚼习惯而造成偏颌畸形。

8. **舌形态异常** 舌占据固有口腔，与唇颊肌保持功能平衡，维持牙列于中性区。巨舌症患者，由于舌体大而对牙弓产生持久的压力，使牙弓扩大，尤其是下牙弓扩大明显，出现大量散在牙间隙，下前牙被推向前形成反殆；舌体停留在上、下颌牙齿之间形成开殆。小舌症临床较少见，因患者舌体过小，不能构成对牙弓的生理性压力，而形成牙弓狭窄及牙列拥挤。

9. **唇系带异常** 上唇系带附丽异常是造成上、中切牙牙间隙的原因之一。婴幼儿在发育过程中，唇系带自行萎缩，否则可造成上、中切牙牙间隙。

10. **唇裂和腭裂** 唇腭裂患者因颌骨及上唇发育缺陷，常合并严重错殆，如侧切牙先天性缺失，中切牙或尖牙的易位、埋伏等。由于裂隙的存在，可引起上颌骨发育不足，上颌弓狭窄或后缩，出现前牙和（或）后牙反殆。唇腭裂术后由于唇及上腭的瘢痕组织的影响，造成上颌骨发育不足，加重了错殆畸形。

（四）疾病因素

1. **急性传染病** 儿童期发生的伴有高热的出疹性急性传染病，如麻疹、水痘、猩红热等，可引起牙釉质发育不全及牙体形态异常，甚至影响颌骨的正常发育。

2. **慢性消耗性疾病** 生长发育期罹患消化不良、胃肠炎、结核病等慢性长期消耗性疾病，能降低食物的同化作用，破坏机体的营养状况，妨碍颌骨的生长发育和牙齿的萌出替换，造成错殆畸形。

3. **佝偻病** 患佝偻病的儿童约70.8%有不同程度的错殆畸形。主要表现为上牙弓狭窄，腭盖高拱，上前牙拥挤、前突和开殆等。此外，还可能导致乳牙及恒牙萌出迟缓。

4. **垂体功能异常** 垂体是直接调节生长发育的内分泌腺，在发育期，其功能的异常将直接影响牙齿和骨骼的生长发育。当垂体功能亢进时，可引起上颌前突，上、下颌牙弓发生错位，严重者可能成为全牙弓反殆。垂体前叶功能不足，可引起生长激素缺乏性侏儒症。患儿骨骼发育明显迟缓，下颌骨较小，牙弓狭窄，腭盖高拱；牙齿萌出迟缓，牙槽骨发育不全。

5. **甲状腺功能异常** 甲状腺功能亢进时，乳牙、恒牙均早萌，乳牙根吸收缓慢，乳牙滞留，牙齿呈青白色。甲状腺功能不足时，患者骨骼的生长迟缓，呈伸舌样痴呆面容，局部表现为牙弓狭窄，腭盖高拱，下颌发育不足；牙齿拥挤错位，牙齿萌出迟缓，萌出次序紊乱，乳牙滞留，恒牙根吸收，牙齿发育不良，牙槽骨钙化不全。

6. **营养不良性疾病** 儿童在生长期营养不良，如缺乏维生素、蛋白质、脂肪、糖类、必要的矿物质等营养物质，会影响身体包括牙、颌、面的正常生长发育，造成营养不良性发育畸形。

（五）功能因素

1. **吮吸功能** 婴儿出生后就有吮吸功能，其下颌处于远中位置，借助哺乳来调整。正常的母乳喂养，能给下颌以适当的刺激，使下颌从远中向前调至中性位置。人工喂养，如若奶嘴开孔过大或过小，奶瓶位置或喂养姿势不正确，可使婴儿下颌前伸不足或前伸过度，造成下颌后缩或下颌前突畸形。

2. **咀嚼功能** 咀嚼功能的充分发挥，是预防错殆畸形自然而有效的方法。否则，儿童牙颌系统的发育由于缺乏足够的生理刺激，殆、颌、面得不到充分发育，引起错殆畸形。

3. **吞咽功能** 婴儿吞咽时舌体位于上下牙槽嵴之间，并在吞咽时与唇颊肌保持接触。这种婴儿式吞咽如果在牙齿萌出后继续保留则会使舌体位于上下牙列间，上下唇不能闭合，唇颊肌对牙弓的压力减小，牙弓内外失去正常的动力平衡，形成前牙开𬌗、下颌后缩等畸形。

4. 呼吸功能 慢性鼻炎、鼻窦炎、鼻甲肥大及鼻肿瘤等上呼吸道阻塞性疾病，使鼻腔通气阻力增大，迫使以口代鼻呼吸。口呼吸时，气流通过口腔，使腭顶在生长发育中不能下降，导致腭盖高拱，上牙弓狭窄，前牙拥挤或前突。睡眠时口呼吸，舌及下颌后退，形成下颌后缩畸形。当扁桃体肥大时，咽腔变窄，为了减轻呼吸困难，舌体必须前伸，舌根离开会厌，带动下颌向前，造成下颌前突畸形。

（六）口腔不良习惯

1. 吮指习惯 一般认为在2岁以前的吮指不属于口腔不良习惯，如果这种动作持续到3岁以后，就可能产生不良后果，导致明显的错𬌗畸形。吮指习惯所造成错𬌗畸形的类型与吮指部位、颊肌收缩的张力及吮吸时的姿势有关，其严重程度与吮吸的力量、持续时间、频率等因素有关（图2-7），吸吮拇指可造成前牙区圆形开𬌗，上颌前牙前突，上颌牙弓狭窄开唇露齿等错𬌗畸形。

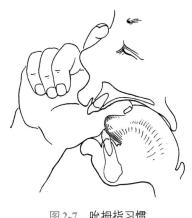

图2-7 吮拇指习惯

2. 咬物习惯 多见咬铅笔、指甲，还可见咬衣角、被角、枕角等。因咬物固定在牙弓的某一部位，常形成该部位的小开𬌗，开𬌗大小和形状与所咬硬物形态相似。有些患儿咬衣物时习惯于用前牙咬住而用手抓紧衣物向前用力撕扯，可使上前牙唇向倾斜而造成前牙深覆盖。

3. 咬唇习惯 多发生在6～15岁，多数情况是咬下唇。咬下唇增加了对上前牙舌侧的压力及对下前牙唇侧的压力，使上前牙向唇侧倾斜移位出现牙间隙，阻碍下牙弓及下颌向前发育并压下前牙向舌侧倾斜移位呈拥挤状态，在上下前牙之间形成深覆盖。患者颜面表现为开唇露齿，上唇短而厚，上前牙前突和下颌后缩等。咬上唇习惯错𬌗畸形机制与咬下唇相反，表现为前牙反𬌗、上前牙舌向倾斜、下颌前突等。

4. 舔牙习惯 可增大舌肌对牙齿的作用力，使局部牙齿倾斜，出现牙间隙，严重时形成深覆盖或反𬌗。如果同时舔上下牙则形成双牙弓或双颌前突。

5. 吐舌习惯 大多引起开𬌗畸形，有时因舌肌对切牙舌面的压力增大，可造成前牙唇倾并出现散在间隙。吐舌习惯常伴有下颌前伸动作，故除因舌肌的垂直压力造成前牙开𬌗外，也可能形成下颌前突。

6. 偏侧咀嚼习惯 由于单侧后牙发生龋坏、缺失或错𬌗问题而产生偏侧咀嚼，导致下颌向健侧偏移，牙弓向健侧旋转，造成健侧后牙对𬌗或反𬌗，健侧后牙远中错𬌗，失用侧趋于近中关系，下前牙中线向健侧偏移，健侧发育良好，患侧失用性萎缩。出现颜面左右两侧不对称。

7. 托腮及单侧枕物习惯 儿童在读书或思考问题时经常用手托腮或撑托颊部，睡眠时经常将手、肘或拳枕在一侧脸下，如形成习惯，长期如此就会影响𬌗、颌、面的正常发育及面部的对称性。

（七）其他因素

1. 外伤 分娩时造成的损伤，可能使胎儿颌面部发生畸形，表现为下颌前突、后缩或狭窄等。乳牙外伤可引起恒牙的早萌、埋伏、易位及错位萌出。恒牙外伤可致恒牙牙折、脱位，造成牙列缺损畸形。严重的口腔颌面部损伤可造成软硬组织的缺损，导致𬌗、颌、面的畸形。

2. 不良修复体 不良修复体可导致𬌗关系的紊乱，固定修复体如果𬌗面抬高早接触，可引起其他牙齿开𬌗；如果修复体𬌗面降低缺乏接触，可使其他牙齿过长或移位；可摘义齿的固定卡环对牙齿的卡抱过紧，可造成固位基牙的牙体损坏或牙齿移位。

第3节 错殆畸形的形成机制

一、错殆畸形形成的骨骼因素

1. 颌骨相对于颅骨的关系　上、下颌骨相对于颅底会产生前后向、垂直向、侧向变异，由此产生相应的颅颌面畸形。

2. 上下颌骨间的相互关系　根据牙尖交错位时上、下颌间的前后位置关系将骨骼关系分为三类。

（1）Ⅰ类骨骼关系　牙尖交错位时上、下颌骨处于较理想的近远中关系。

（2）Ⅱ类骨骼关系　牙尖交错时下颌骨处于远中。

（3）Ⅲ类骨骼关系　牙尖交错时下颌骨处于近中。

3. 牙槽骨与颌骨的相互关系　颌骨的关系限定了牙槽骨和牙弓关系，牙弓受牙槽骨的支持，牙弓与牙槽骨的关系应与颌骨关系相匹配。如果上下颌骨关系不协调，会引起牙槽弓、牙弓的关系不协调，也会导致错殆畸形。因此，颌骨、牙槽骨的发育情况很大程度上决定了牙齿是否能排列整齐，上下牙弓是否能形成正常的殆关系。

二、错殆畸形形成的肌因素

舌肌、面肌和咀嚼肌对引导牙齿进入最后位置，并稳定在这一位置起着重要作用，这些肌肉的形态和功能变异将影响牙齿的位置和殆关系。如唇在垂直高度的变异，以及在近远中方向的异常，不但会影响切牙位置及其倾斜度，而且会对牙弓的近远中关系产生影响。舌肌向外的力量与唇颊肌向内的力量在牙弓内外两侧保持平衡，这种平衡很大程度上决定了牙弓是否保持正常的位置和形状。

三、错殆畸形形成的牙因素

牙量与骨量不协调是现代人类咀嚼器官的重要特征。常见现象为牙量相对大于骨量，致使牙位及殆关系受到影响，常表现为牙齿拥挤、阻生及前突；乳牙早失及恒牙萌出顺序的异常，常致错殆畸形；牙齿数目的异常，牙齿大小、形态及结构的变异对错殆的形成也有一定的影响。

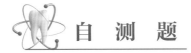

自测题

单选题

1. 以下哪项不属于佝偻病患者错殆畸形的主要表现（　　）

　　A. 上牙弓狭窄　　　　B. 腭盖高拱

　　C. 上前牙拥挤　　　　D. 前牙反殆

　　E. 前突和开殆

2. 正常吞咽动作的完成，不需要下列哪项参与（　　）

　　A. 咀嚼肌的作用

　　B. 上下牙弓紧密咬合在牙尖交错位

　　C. 上下唇肌闭合

　　D. 舌体位于牙弓之内与牙齿舌面和硬腭接触

　　E. 面部表情肌

3. 种族演化引起错殆畸形属于病因中的（　　）

　　A. 遗传因素　　　　　B. 环境因素

　　C. 先天因素　　　　　D. 后天因素

　　E. 功能因素

4. 咀嚼器官退化的顺序是（　　）

　　A. 肌肉、牙齿、颌骨　　B. 牙齿、颌骨、肌肉

　　C. 牙齿、肌肉、颌骨　　D. 颌骨、肌肉、牙齿

　　E. 肌肉、颌骨、牙齿

5. 下列哪一项与错殆形成关系不大（　　）

A. 精细柔软的食物

B. 胚胎及婴儿期维生素缺乏

C. 慢性扁桃体肥大

D. 人类进化

E. 肥胖

6. 吮拇指习惯易造成（　　）

A. 前牙反𬌗　　　　　　B. 深覆𬌗

C. 前牙圆形开𬌗　　　　D. 前牙梭形开𬌗

E. 以上都不是

7. 吐舌习惯易造成（　　）

A. 牙列拥挤　　　　　　B. 深覆𬌗

C. 前牙开𬌗　　　　　　D. 后牙反𬌗

E. 偏𬌗

8. 口呼吸习惯可有如下表现，除外（　　）

A. 后牙反𬌗　　　　　　B. 腭盖低平

C. 打鼾　　　　　　　　D. 上牙列拥挤

E. 下颌后缩

9. 关于错𬌗畸形的遗传描述错误的是（　　）

A. 错𬌗畸形的退化性性状在遗传中占优势

B. 具有遗传倾向的错𬌗畸形矫治难度大

C. 遗传性反𬌗早期无须矫治

D. 遗传性错𬌗畸形矫治后需要较长的保持期

E. 遗传性错𬌗畸形矫治难度较大，应争取尽早进行矫治，且有可能分期治疗

（刘　哲）

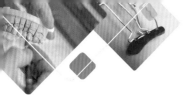

第**3**章
错殆畸形的分类

错殆畸形有多种表现形式，其发生原因和形成机制也各不相同，为了便于临床诊断、矫治设计和科学研究，学者们从不同角度对错殆畸形进行分类，提出了众多的错殆畸形分类法，其中 Angle 错殆畸形分类法和毛氏错殆畸形分类法具有代表性。

第 1 节　Angle 错殆畸形分类法

Angle 在 1899 年提出了该分类法。他认为上颌骨固定于头颅上，位置恒定，上颌第一恒磨牙生长在上颌骨，上颌骨又固定于颅骨上，其位置稳定而不易错位，上颌第一恒磨牙是殆的关键，所有近远中错殆畸形都是由下颌或下牙弓的近远中向的错位造成的，故以上颌第一恒磨牙为基准，将错殆畸形分为中性错殆、远中错殆、近中错殆三类。

（一）Angle Ⅰ类错殆——中性错殆

上下颌骨及上下颌牙弓的近、远中关系正常，在正中关系位时，上颌第一恒磨牙的近中颊尖咬合于下颌第一恒磨牙的近中颊沟，即磨牙关系为中性关系。若全口牙齿无错位，称为正常殆；若有错位，则称为Ⅰ类错殆。

Angle Ⅰ类错殆可以有多种表现形式，如前牙拥挤、上颌牙弓前突、双牙弓前突、前牙反殆及后牙颊、舌向错位等（图 3-1）。

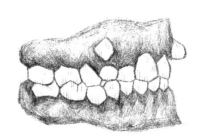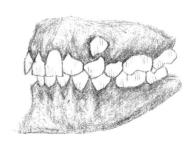

图 3-1　Angle Ⅰ类错殆

（二）Angle Ⅱ类错殆——远中错殆

下颌牙弓及下颌处于远中位置。若下颌后退 1/4 个磨牙或半个前磨牙的距离，即上下颌第一磨牙的近中颊尖相对，称为轻度远中错殆。若下颌再后退，以至于上颌第一磨牙的近中颊尖咬合于下颌第一磨牙与第二前磨牙之间，则称为完全远中错殆。

Angle Ⅱ类错殆第 1 分类（class Ⅱ division 1）：磨牙是远中错殆，上颌切牙唇向倾斜（图 3-2）。

Angle Ⅱ类错殆第 1 分类亚类（class Ⅱ division 1 subdivision）：磨牙一侧为远中错殆，另一侧为中性错殆（图 3-3）。

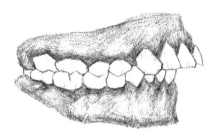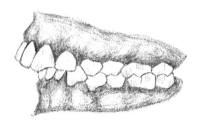

图3-2 Angle Ⅱ类错𬌗第1分类

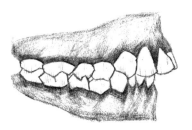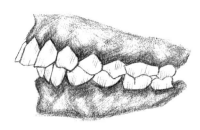

图3-3 Angle Ⅱ类错𬌗第1分类亚类

Angle Ⅱ类错𬌗第2分类（class Ⅱ division 2）：磨牙是远中错𬌗，上颌切牙舌向倾斜（图3-4）。

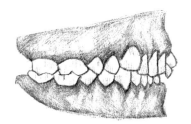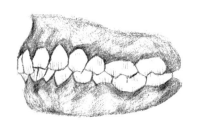

图3-4 Angle Ⅱ类错𬌗第2分类

Angle Ⅱ类错𬌗第2分类亚类（class Ⅱ division 2 subdivision）：磨牙一侧为远中错𬌗，另一侧为中性错𬌗（图3-5）。

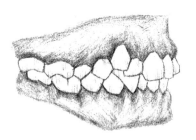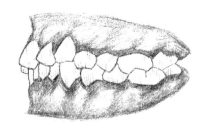

图3-5 Angle Ⅱ类错𬌗第2分类亚类

伴随Angle Ⅱ类错𬌗第1分类的症状可能有深覆盖、深覆𬌗、上唇发育不足和开唇露齿等，伴随Angle Ⅱ类错𬌗第2分类的症状可能有内倾型深覆𬌗。

（三）Angle Ⅲ类错𬌗——近中错𬌗

下颌或下颌牙弓处于近中位置。若下颌前移1/4个磨牙或半个前磨牙的距离，即上颌第一磨牙的近中颊尖与下颌第一磨牙的远中颊尖相对，称为轻度近中错𬌗。若下颌前移1/2个磨牙或1个前磨牙的距离，以至于上颌第一磨牙的近中颊尖咬合在下颌第一磨牙和第二磨牙之间，则是完全的近中错殆（图3-6）。

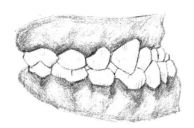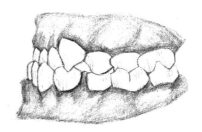

图3-6　Angle Ⅲ类错殆

Angle Ⅲ类错殆亚类（class Ⅲ subdivision）：磨牙一侧为近中错殆，另一侧为中性错殆（图3-7）。

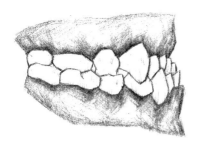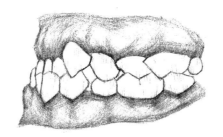

图3-7　Angle Ⅲ类错殆亚类

伴随此类错殆的症状，可能有前牙的对刃殆或反殆。

对Angle错殆畸形分类法的评价，优点是Angle错殆畸形分类法有一定的科学理论基础，简明扼要，便于临床应用，至今仍被广泛应用。缺点：①该分类法以上颌第一磨牙作为标准将错殆畸形进行分类，但上颌第一磨牙与其他牙齿一样，其位置并非绝对不变，如邻近牙齿缺失，也可发生倾斜或移位；②该分类法只反映了牙近远中关系的情况，未涉及上下颌牙的垂直关系及横向关系；③该分类法忽略了牙量与骨量不调，这一种现代人类产生错殆畸形的重要机制。

第2节　毛氏错殆畸形分类法

1959年，我国毛燮均教授提出了以错殆畸形的症状、机制、矫治三者结合为基础的分类法。

（一）第一类——牙量与骨量不调

1. 第一类第一分类（Ⅰ¹）（图3-8）
（1）主要机制　牙量相对大于骨量。
（2）主要症状　牙齿拥挤错位。
（3）矫治原则　扩大牙弓，推磨牙向后，减径或减数。
2. 第一类第二分类（Ⅰ²）（图3-9）
（1）主要机制　牙量相对小于骨量。
（2）主要症状　牙列有间隙。
（3）矫治原则　缩小牙弓或结合修复治疗。

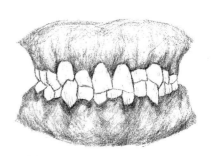

图3-8　第一类第一分类（Ⅰ¹）

（二）第二类——长度不调

1. 第二类第一分类（Ⅱ¹）——近中错𬌗（图3-10）

（1）主要机制　上颌或上颌牙弓长度较小，或下颌或下颌牙弓长度较大，或复合机制。

（2）主要症状　后牙为近中错𬌗，前牙为对𬌗或反𬌗，颏部可前突。

（3）矫治原则　矫治颌间关系。推下颌牙弓向后，或牵上颌牙弓向前，或两者并用。

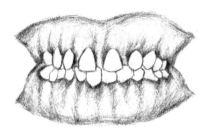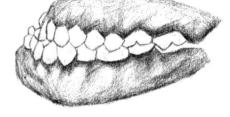

图3-9　第一类第二分类（Ⅰ²）　　　图3-10　第二类第一分类（Ⅱ¹）

2. 第二类第二分类（Ⅱ²）——远中错𬌗（图3-11）

（1）主要机制　上颌或上颌牙弓长度较大，或下颌或下颌牙弓长度较小，或复合机制。

（2）主要症状　后牙为远中错𬌗，前牙深覆盖，颏部可后缩。

（3）矫治原则　矫治颌间关系。推上颌牙弓往后，或牵下颌牙弓向前，或两者并用。

3. 第二类第三分类（Ⅱ³）（图3-12）

（1）主要机制　上颌或上颌牙弓前部长度较小，或下颌或下颌牙弓前部长度较大，或复合机制。

（2）主要症状　后牙中性，前牙反𬌗。

（3）矫治原则　矫治前牙反𬌗。

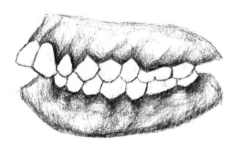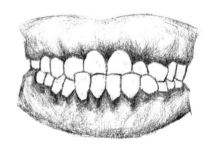

图3-11　第二类第二分类（Ⅱ²）　　　图3-12　第二类第三分类（Ⅱ³）

4. 第二类第四分类（Ⅱ⁴）（图3-13）

（1）主要机制　上颌或上颌牙弓前部长度较大，或下颌或下颌牙弓前部长度较小，或复合机制。

（2）主要症状　后牙中性，前牙深覆盖。

（3）矫治原则　矫正前牙深覆盖。

5. 第二类第五分类（Ⅱ⁵）（图3-14）

（1）主要机制　上下颌或上下颌牙弓长度过大。

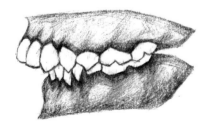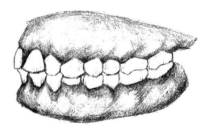

图3-13　第二类第四分类（Ⅱ⁴）　　　图3-14　第二类第五分类（Ⅱ⁵）

（2）主要症状 双颌或双牙弓前突。

（3）矫治原则 减径或减数，以减少上下颌牙弓突度，或推上下颌牙弓向后。

（三）第三类——宽度不调

1. 第三类第一分类（Ⅲ¹）（图3-15）

（1）主要机制 上颌或上颌牙弓宽度较大，或下颌或下颌牙弓宽度较小，或复合机制。

（2）主要症状 上颌牙弓宽于下颌牙弓，后牙深覆盖或正锁𬌗。

（3）矫治原则 缩小上颌牙弓宽度，或扩大下颌牙弓宽度，或两者并用。

2. 第三类第二分类（Ⅲ²）（图3-16）

（1）主要机制 上颌或上颌牙弓宽度较小，或下颌或下颌牙弓宽度较大，或复合机制。

（2）主要症状 上颌牙弓窄于下颌牙弓，后牙对刃𬌗、反𬌗或反锁𬌗。

（3）矫治原则 扩大上颌牙弓宽度，或缩小下颌牙弓宽度，或两者并用。

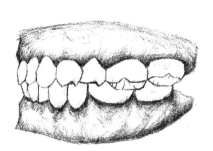 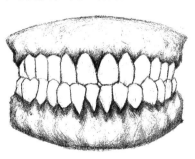

图3-15 第三类第一分类（Ⅲ¹）　　图3-16 第三类第二分类（Ⅲ²）

3. 第三类第三分类（Ⅲ³）（图3-17）

（1）主要机制 上下颌或上下颌牙弓宽度过小。

（2）主要症状 上下颌牙弓狭窄。

（3）矫治原则 扩大上下颌牙弓宽度，或用肌功能训练矫治法，并加强营养及咀嚼功能，以促进颌骨及牙弓的发育。

（四）第四类——高度不调

1. 第四类第一分类（Ⅳ¹）（图3-18）

（1）主要机制 前牙牙槽过高，或后牙牙槽过低，或复合机制。

（2）主要症状 前牙深覆𬌗，可能表现为面下1/3过低。

（3）矫治原则 压低前牙，或升高后牙，或两者并用。

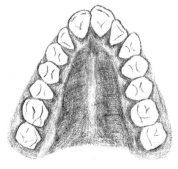 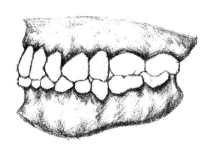

图3-17 第三类第三分类（Ⅲ³）　　图3-18 第四类第一分类（Ⅳ¹）

2. 第四类第二分类（Ⅳ²）（图3-19）

（1）主要机制　前牙牙槽过低，或后牙牙槽过高，或复合机制。

（2）主要症状　前牙开𬌗，可能表现为面下1/3过高。

（3）矫治原则　升高前牙，或压低后牙，或两者并用，或需矫治颌骨畸形。

（五）第五类——个别牙齿错位（图3-20）

（1）主要机制　由局部变化所造成的个别牙齿错位，不代表𬌗、颌、面的发育情况，也没有牙量和骨量的不调。

（2）主要症状　一般错位表现有舌（腭）向错位、唇（颊）向错位、近中错位、远中错位、高位、低位、转位、易位、斜轴等情况。有时几种情况同时出现，如唇向错位、低位、斜轴等。

（3）矫治原则　根据具体错位情况进行矫治。

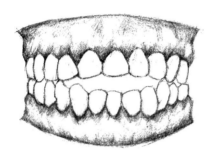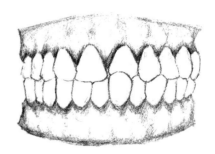

图3-19　第四类第二分类（Ⅳ²）　　　图3-20　第五类（Ⅴ）

（六）第六类——特殊类型

凡不能归入前五类的错𬌗畸形统属于此类，可根据具体错𬌗情况进行矫治。

毛燮均教授对此分类法的临床应用做了以下说明。

1. 临床记录时，畸形类别可用符号书写，如Ⅰ¹、Ⅰ²、Ⅱ²、Ⅱ³等。

2. 复合类型可用加号表示，如Ⅰ¹+Ⅲ¹，Ⅱ⁵+Ⅲ³。就常见错𬌗畸形而言，复合机制多，单纯机制甚少。

3. 诊断时，在复合类型中，凡严重而必须矫治者为首要，轻微而可矫治可不矫治者为次要。轻重的判断，以畸形的程度及危害性为准，若几个类型必须全数列出时，可按其严重程度依次排列。

4. 1个牙齿错位间隙不够的，应归入Ⅰ¹类，而不算为Ⅴ类。

5. Ⅱ类及Ⅲ类错𬌗有时是单侧的，可用符号」表示右侧，符号」_表示左侧。如Ⅱ」表明右侧是近中错𬌗，」_Ⅱ表明左侧是近中错𬌗，Ⅲ」表明上下颌牙弓右侧宽度不调，右侧后牙出现深覆盖或正锁𬌗，」_Ⅲ表明上下颌牙弓左侧宽度不调，左侧后牙出现深覆盖或正锁𬌗。

6. 关于究竟多少牙齿错位算为个别变化，多少牙齿错位才能有更大的代表性的问题，可将一个牙弓分为三段，即前牙段及两侧后牙段，若一段内只有1～2个牙齿错位，则算为个别牙齿错位，3个或3个以上的牙齿错位则可以代表牙弓的异常。因为3个牙齿，就前牙来说是半数，就后牙而言是过半数。例如，1～2个前牙的反𬌗，若无牙量骨量的不调，应归入Ⅴ类，若表现为骨量不足，则可归入Ⅰ类。3个以上的前牙反𬌗则为Ⅱ类。同理，1～2个后牙的对刃𬌗、反𬌗或锁𬌗，归入Ⅴ类或Ⅰ类，3个以上的后牙对刃𬌗、反𬌗或锁𬌗则列为Ⅲ²类，以此类推。

对毛氏错𬌗分类法的评价：该分类法体现了牙量与骨量不调这一种现代人类错𬌗畸形的重要机制；体现了人类咀嚼器官为一个立体结构的思想，而且以长、宽、高三个方向的不调为重要分类内容，与错𬌗临床表现具体结合；该分类法包括错𬌗机制、临床症状、矫治原则三项内容，在正畸临床和科学研究上都具有指导意义。其不足之处是该分类法条目较多，初学者不容易记忆；某些重要的常见错𬌗，如Angle Ⅱ类错𬌗第2分类、后牙开𬌗等，在该分类法的条目中未被列出，反映出该分类法存在一定的片面性，不能解释所有的错𬌗畸形。

自 测 题

单选题

1. Angle错𬌗畸形分类法是以下列哪项为基准，将错𬌗畸形分为三类（　　）

　　A. 上颌第一磨牙　　　　　　B. 上颌第二磨牙

　　C. 下颌第一磨牙　　　　　　D. 下颌第二磨牙

　　E. 上颌尖牙

2. 当下颌牙列对于上颌牙列呈远中关系，同时上前牙舌倾时，应属于以下何类错𬌗（　　）

　　A. Angle Ⅰ类错𬌗

　　B. Angle Ⅱ类错𬌗第1分类

　　C. Angle Ⅱ类错𬌗第2分类

　　D. Angle Ⅲ类错𬌗

　　E. 以上均不是

3. Angle Ⅱ类错𬌗第2分类亚类是指（　　）

　　A. 双侧磨牙为远中关系

　　B. 一侧磨牙为远中关系，另一侧为中性关系

　　C. 一侧磨牙为近中关系，另一侧为中性关系

　　D. 双侧磨牙为近中关系

　　E. 以上都不对

4. 远中错𬌗是指（　　）

　　A. 上颌第一恒磨牙近中颊尖咬合于下颌第一恒磨牙近中颊沟

　　B. 上颌第一恒磨牙近中颊尖咬合于下颌第一恒磨牙远中颊尖

　　C. 上颌第一恒磨牙近中颊尖咬合于下颌第一恒磨牙近中颊尖

　　D. 上颌第一恒磨牙近中颊尖咬合于下颌第一、第二恒磨牙之间

　　E. 上颌第一恒磨牙远中颊尖咬合于下颌第一恒磨牙近中颊沟

5. 下列哪项可能为Angle Ⅱ类错𬌗第1分类的伴随症状（　　）

　　A. 上唇发育不足　　　　　　B. 闭锁𬌗

　　C. 近中错𬌗　　　　　　　　D. 中性错𬌗

　　E. 前牙反𬌗

（陈娟娟）

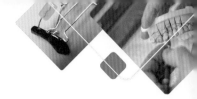

第4章
错拾畸形的检查诊断

第1节 采集病史

一、一般记录

一般记录主要包含患者的姓名、性别、出生年月日、民族、出生地或生长地、职业、身高体重等一般个人信息。

二、询问病史

（一）主诉

主要询问患者自我表述的主要症状及该症状持续的时间等内容。

（二）现病史

详细询问患者病后的全过程，即发生、发展、演变和诊治经过。

（三）既往史

1. 全身病史　与该患者错拾形成及发展有关的全身性疾病史，如慢性鼻炎、营养不良、唇裂及腭裂等。

2. 口腔科病史　①乳、恒牙替换情况：乳牙期与替牙期的局部障碍，如乳牙早失、乳牙滞留、恒牙早失、恒牙早萌等。②口腔不良习惯：如吮指、咬唇、吐舌等过去曾经有过或至今仍然存在的不良习惯。③饮食习惯：指日常食物的粗细、软硬情况。④牙齿治疗史：是否接受过相关正畸治疗及其他口腔科治疗。

3. 家族史　父母及直系、旁系亲属的错拾畸形发病情况，了解可能存在的影响颌面部发育的遗传因素。

（四）心理及治疗动机分析

1. 患者对错拾畸形的心理反应　因错拾畸形，特别是骨性错拾畸形往往会影响颜面部的美观，可能对患者的心理造成不同程度的负面影响，应科学合理地给患者解释清楚，减轻患者心理负担。

2. 患者矫治错拾的动机　患者的治疗动机有两个因素。①内因：患者充分感觉到错拾畸形引起的颜面部美观缺陷及口腔功能障碍对自己的工作、学习、生活造成的负面影响，因而萌发矫治的愿望。②外因：患者并未自觉意识到错拾畸形对颜面部美观及口腔功能造成的影响，而是父母、亲友等发现这些影响并要求或建议患者接受矫治。医生应和患者沟通清楚，让患者明确矫正动机，增强患者信心，以免后期患者矫治做到一半出现放弃治疗、后悔治疗等其他想法。

3. 患者合作程度预测　在对患者心理状态及治疗动机进行评测后，可初步预测患者在矫治过程中的合作程度，目的是方便医生对患者的治疗行为进行把控和管理，提高患者的治疗依从性。

第2节　口腔专科检查

一、牙　齿

1. 𬌗的发育期　乳牙期、替牙期、恒牙期。

2. 牙齿的数目、形态及发育有无异常　如牙齿的数目、形态、大小、颜色、釉质发育状况、龋齿等情况。

3. 牙齿的排列异常　①前牙：如个别牙的唇（颊）向错位、舌向错位等临床表现。对牙齿的拥挤程度可作定量评价：牙冠宽度的总和与牙弓现有弧形的长度之差即为拥挤度，一般分为3度。Ⅰ度拥挤，拥挤度≤4mm；Ⅱ度拥挤，4mm＜拥挤度≤8mm；Ⅲ度拥挤，拥挤度＞8mm。②后牙：常见有拥挤、反𬌗、锁𬌗等。后牙颊舌向错位严重，咬合时无𬌗面接触而呈上颌牙舌面与下颌牙颊面接触为正锁𬌗，上颌牙颊面与下颌牙舌面接触为反锁𬌗。

4. 乳牙、恒牙萌出及替换　①替牙期：有无局部障碍，如乳牙早失，特别是第一乳磨牙早失；恒牙早萌、萌出顺序紊乱等。②恒牙期：有无乳牙滞留、恒牙早失；观察第二恒磨牙建𬌗情况。

5. 其他　牙周组织及口腔卫生状况。

二、牙　弓

（一）上下牙弓的前后向（近远中）关系

1. 磨牙关系　分为中性𬌗、远中𬌗和近中𬌗，即Angle Ⅰ类、Angle Ⅱ类、Angle Ⅲ类关系。咬合时上颌第一恒磨牙的近中颊尖与下颌第一恒磨牙的远中颊尖相对，为开始近中𬌗（近中尖对尖）。上颌第一恒磨牙的近中颊尖咬合于下颌第一、第二恒磨牙之间，为完全近中𬌗。咬合时上颌第一恒磨牙的近中颊尖与下颌第一恒磨牙的近中颊尖相对，为开始远中𬌗（远中尖对尖）；上颌第一恒磨牙的远中颊尖咬合于下颌第一恒磨牙的近中颊沟，为完全远中𬌗。

2. 尖牙关系　分为中性关系、近中关系和远中关系。上颌尖牙咬在下颌尖牙和下颌第一前磨牙颊尖之间为中性关系，上颌尖牙咬在下颌尖牙唇面或其近中缘为远中关系，上颌尖牙咬在下颌尖牙远中为近中关系。

3. 前牙关系　在矢状方向上表现为上下前牙间的覆盖关系，是指上前牙盖过下前牙的水平距离，即上切牙切缘到下切牙唇面的水平距离。正常覆盖：上切牙切缘到下切牙唇面的水平距离≤3mm。深覆盖：上下前牙切端的前后距离超过3mm以上者，称为深覆盖，分为3度。Ⅰ度深覆盖：3mm＜覆盖≤5mm；Ⅱ度深覆盖：5mm＜覆盖≤8mm；Ⅲ度深覆盖：覆盖＞8mm。反覆盖：下前牙切端位于上前牙切端的唇侧，常在严重的下颌前突、前牙反𬌗时呈现。上下前牙突度增加：上下前牙均唇向倾斜，上下唇闭合困难，常见于双颌前突病例。上前牙内倾：下中切牙或侧切牙向腭侧倾斜，常见于Angle Ⅱ类错𬌗第2分类。

（二）上下牙弓的宽度关系

1. 上下颌牙弓宽度　上下牙弓宽度是否协调，上下后部牙弓有无对𬌗、反𬌗或锁𬌗。

2. 上下颌牙弓中线 上下中切牙之间、上下中切牙与颌面部之间中线是否对齐、协调。

（三）上下牙弓的高度关系

1. 前牙覆𬌗状况 是指上前牙覆盖下前牙唇面的垂直距离，在垂直方向代表了前牙关系。①正常覆𬌗：上前牙覆盖下前牙唇面不超过切1/3且下前牙切缘咬在上前牙舌面切1/3以内者称为正常覆𬌗。②深覆𬌗：上前牙覆盖下前牙唇面超过切1/3或下前牙切缘咬在上前牙舌面切1/3以上者称为深覆𬌗，可分为3度。Ⅰ度深覆𬌗：上前牙覆盖下前牙唇面超过切1/3而不足1/2，或下前牙切缘咬在上前牙舌面超过切1/3而不足1/2者。Ⅱ度深覆𬌗：上前牙覆盖下前牙唇面超过切1/2而不足2/3，或下前牙切缘咬在上前牙舌面超过切1/2而不足2/3者。Ⅲ度深覆𬌗：上前牙覆盖下前牙唇面超过切2/3，或下前牙切缘咬在上前牙舌面超过切1/3者。③开𬌗：上下前牙切端间无覆𬌗关系，垂直向呈现间隙者为前牙开𬌗。开𬌗亦分为3度。Ⅰ度开𬌗：0mm＜开𬌗≤3mm；Ⅱ度开𬌗：3mm＜开𬌗≤5mm；Ⅲ度开𬌗：开𬌗＞5mm。④反覆𬌗：指咬合时下前牙舌面覆盖上前牙牙冠的唇面，常在下颌前突或反𬌗时出现。

2. Spee曲线 从侧方观察，下颌切牙的切嵴几乎在同一平面上，自尖牙的牙尖向后经前磨牙的颊尖到第一磨牙的远中颊尖逐渐降低，再向后经过第二、第三磨牙颊尖又上升。连接这些牙齿的切嵴与颊尖构成一条连续的凹向上的纵𬌗曲线，又称Spee曲线。Spee曲线平坦或浅：测量下颌Spee曲线曲度小于2mm；Spee曲线深：测量下颌Spee曲线曲度大于3mm。

（四）上下中切牙间的中线关系

检查上下中切牙间的中线与面部中线是否一致。

三、颌部软硬组织

1. 上下颌骨的形态、大小、位置 ①检查有无上颌前突或发育不足，下颌前突或后缩；②检查下颌平面陡度，包括下颌骨体下缘向下向前的方向，下颌角的钝锐度。

2. 唇舌系带 观察唇系带位置是否过低，舌系带是否过短等。

3. 舌体大小 观察舌体大小有无异常，舌体两侧有无齿印。

4. 吞咽、发音及咀嚼功能 咀嚼、呼吸、吞咽及发音等功能是否正常。

5. 其他 观察腭盖是否高拱。

四、面 部

1. 面部对称情况 水平向观察面部左右两侧对称情况，颏点是否偏斜，两侧上下颌骨、肌肉发育是否对称。垂直向观察面部上、中、下比例，以及面中、下1/3高度是否正常。

2. 侧面轮廓是否协调 面部形态：直面型、凹面型或凸面型。唇部形态：上下唇闭合程度、上唇是否上翘、下唇是否外翻等。颏部形态：颏唇沟深浅、下颌前伸或后缩程度。

3. 唇的形态及功能 观察上下唇闭合程度、嘴唇厚度，有无开唇露齿、翻卷、缩短等。

五、颞下颌关节情况

在对错𬌗畸形患者进行初诊检查时，必须要对颞下颌关节进行检查。

第3节　模型分析

口腔正畸临床上常准备两种模型：记存模型是矫治前、矫治过程中某些阶段及矫治完成后患者牙𬌗状况的记录模型，应制作精准，长久保存（图4-1）。工作模型主要用于治疗分析、测量、制作相应矫治器。

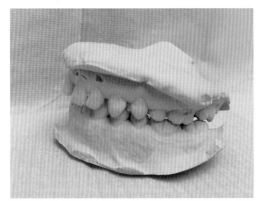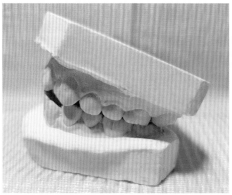

图4-1　记存模型

一、记存模型的用途

记存模型在治疗过程中作为对照观察，用于治疗前后的疗效评估，是病例展示的重要组成部分和医疗鉴定时的重要证据。

二、记存模型的制作要求

1. 记存模型的准确性　通过取模灌制模型得到患者牙𬌗情况。
2. 记存模型的美观性　记存模型要求整齐、美观。
3. 记存模型的标记性　因记存模型对错𬌗畸形的诊断、治疗和疗效评估有重要作用，因此，要求记存模型明确指示咬合关系。

三、模型的测量分析

（一）牙弓拥挤度测量分析

1. 牙弓应有长度（牙弓必需间隙）的测量　医师测量牙弓内各牙齿牙冠宽度的总和。恒牙列牙冠的宽度可用分规或游标卡尺测量每个牙冠的最大径，其总和为牙弓应有长度或必需间隙。

2. 牙弓现有长度的测量　用直径0.5mm的黄铜丝从下颌第一磨牙近中接触点沿下颌前磨牙颊尖、下尖牙牙尖经过正常排列下颌切牙切缘到对侧下颌第一磨牙近中接触点，测量三次求平均值。如需测量上颌牙弓的弧形长度，则从上颌第一磨牙近中接触点开始沿前磨牙面至尖牙牙尖，再沿上颌切牙切缘至对侧上颌第一磨牙近中接触点进行测量。

（二）牙弓拥挤度测量分析

牙弓拥挤度分析是测量牙弓应有弧形长度与牙弓现有弧形长度之差，或必需间隙与可用间隙之差。后段牙弓常因间隙不足，发生第二磨牙阻生、第二磨牙错位萌出、后牙反𬌗或锁𬌗，因此要重视后段牙弓间隙的测量分析。后段牙弓间隙的分析在X线头颅侧位片上进行。沿𬌗平面测量下颌第一磨牙远中至下颌升支前缘间的距离，为后段牙弓可用间隙；后段牙弓的必需间隙为下颌第二、第三磨牙牙冠近远中宽度之和；两者之差为后段牙弓的拥挤度。应当注意地是，后段牙弓的可用间隙随年龄的增大而增加，女性14岁前、男性16岁前，平均每年每侧增大1.5mm。

（三）牙弓对称性测量分析

牙弓的对称性是指左右侧牙齿在横向和矢状向位置的差异。测量方法是先在模型上用铅笔（上颌沿腭中缝，下颌沿唇舌系带）画出中线，用分规测量双侧同名牙至中线间的宽度。

（四）牙弓长度和宽度测量分析

1. 牙弓长度的测量　牙弓长度是指从中切牙近中接触点至左右侧第二恒磨牙远中接触点间连线的垂直距离。

2. 牙弓宽度的测量　一般测量牙弓三个部位的宽度，即牙弓前段宽度（两侧尖牙牙尖间宽度），牙弓中段宽度（两侧第一前磨牙中央窝间的宽度），牙弓后段宽度（两侧第一磨牙中央窝间的宽度）。

（五）牙槽弓长度和宽度测量分析

1. 牙槽弓长度的测量　牙槽弓长度可以用特制游标卡尺测量上中切牙唇侧牙槽弓最凸点至两侧第一恒磨牙远中接触点连线之间的垂直距离。

2. 牙槽弓宽度的测量　牙槽弓的宽度即两侧第一前磨牙牙槽骨最凸点间的距离。

（六）基骨弓长度和宽度的测量分析

1. 基骨弓长度的测量　基骨弓长度是用一种特制仪器测量中切牙（一般用左侧中切牙）唇侧黏膜移行皱襞处牙槽骨的最凹点到第一恒磨牙远中接触点连线的垂直距离。

2. 基骨弓宽度的测量　用同样的特制仪器测量左右第一前磨牙颊侧移行皱襞处牙槽骨最凹点间的距离。

（七）腭穹高度的测量分析

用特制的腭穹高度测量尺测量，尺的水平部放置于上颌第一磨牙𬌗面，调整有刻度尺的垂直部分使之接触腭穹顶，测量腭穹的高度。

（八）牙齿大小协调性分析——Bolton指数分析

错𬌗的病例中常出现因牙冠宽度的大小不调，而不能达到良好的𬌗关系。Bolton指数是指上下前牙牙冠宽度总和的比例关系与上下牙弓全部牙冠宽度总和的比例关系，中国人正常𬌗的Bolton指数，前牙比为（78.8±1.72）%，全牙比为（91.5±1.51）%。

（九）Moyer分析法

1958年Moyer报道，天然牙列中一些牙之间的牙冠宽度存在明显相关性。他提出用下颌恒切牙的牙冠宽度总和来预测替牙期未萌出的上下颌尖牙与前磨牙牙冠宽度的方法。

先测量已萌出的下颌4个切牙牙冠的总宽度；再按不同的性别查表，分别查出与测量的下颌切牙宽度对应的上下颌一侧尖牙与前磨牙的宽度值；将所查得的宽度值乘以2即为上下颌双侧尖牙与前磨牙的总宽度值；预测下牙弓的应有牙弓长度，4个下切牙的宽度值+两侧下颌尖牙、前磨牙的总宽度（预测值）=下牙弓内第一磨牙前应有长度或必需间隙；预测上牙弓的应有牙弓长度，4个上切牙的宽度值+两侧上颌尖牙、前磨牙的总宽度（预测值）=上牙弓内第一磨牙前应有长度或必需间隙。

四、排牙试验

为了确定某些牙列拥挤病例是否拔牙有困难时，可采用该方法协助诊断，预测矫治效果。可使用线锯把模型牙齿分别锯开并重新排列，测量距离用以预测间隙。现在临床极少使用。

第4节　照相分析

一、照相分析的意义

矫治前照片可辅助诊断及治疗方案的制订，矫治中照片可以反映阶段性结果，矫治后（包括保持后）照片显示最终治疗结果，这些是病例展示或病例报告重要材料之一。

二、照相器材

（一）照相器材及配件

口腔照相现多采用单镜头反光式数码相机，相机需要配有专业的微距镜头及环形闪光灯。

（二）辅助器材

1. 背景　一般选用白色或淡蓝色的纯色背景为佳，注意背景不要影响到患者面部成像效果。
2. 牵拉器　一般选透明塑料材质的拉钩，分为正位拉钩、侧位拉钩及拍摄口内殆面相时牵拉上唇或下唇的小拉钩，均有大、中、小号之分。
3. 反光板　一般选用不锈钢材质的单面反光板或者双面反光板，分为殆面反光板与侧面反光板，均有大中小号之分。

三、正畸治疗基本数码影像形式

（一）口外像（图4-2）

1. 正面像　显示正面自然状态。
2. 正面微笑像　显示正面微笑状态。
3. 侧位像　显示侧面形态，包括鼻唇沟、颊唇沟结构、上下唇闭合状态等。
4. 3/4侧位像　面部转向45°位置，介于正、侧位之间。
5. 侧面微笑像　显示侧面微笑状态。
6. 3/4侧位微笑像　显示面部转向45°位置微笑状态。

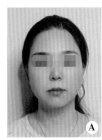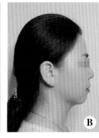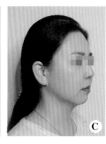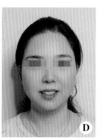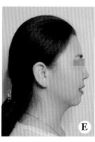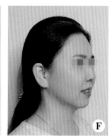

图4-2 口外像

A. 正面像；B. 侧位像；C. 3/4侧位像；D. 正面微笑像；E. 侧面微笑像；F. 3/4侧位微笑像

（二）口内像（图4-3）

1. 正面𬌗像 分别显示上、下牙弓形态及拥挤状况。

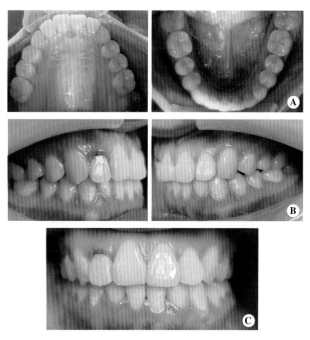

图4-3 正面𬌗像、侧面𬌗像、咬合面像

A. 正面𬌗像；B. 侧面𬌗像；C. 咬合面像

2. 侧面𬌗像 显示常态咬合状时的颊侧牙区，反映尖牙磨牙前后向关系，以及前牙的覆𬌗覆盖关系。

3. 咬合面像 显示常态咬合状态时的前牙区及其拥挤状况。

第5节 影像学检查

一、全口牙位全面断层X线片

全口牙位全面断层X线片（口腔曲面体层片）可全面观察全口牙发育情况及上下颌骨情况。

二、其他X线片

1. 牙片 显示额外牙、缺失牙、阻生牙、牙长轴倾斜、根尖病变等情况。

2.咬合片 显示额外牙、埋伏牙的位置，牙根病变，腭裂间隙等情况。

3.殆翼片 常用于检查早期邻面龋、继发龋、牙槽突高度变化。

4.颞下颌关节开闭口位片 观察患者双侧髁状突、关节窝底、关节盘等结构病变情况。

三、X线片的骨龄判断

（一）手腕部X线片

1.加速期 第3指中节指骨骺宽等于干骺宽即MP 3期；桡骨骺宽等于干骺宽即R期。

2.高峰期 拇指内侧籽骨的出现即S期；第3指中节指骨的骨骺成骺帽即MP 3cap期；桡骨骨骺成骺帽即Rcap期。

3.减速期 第3指远中、近中、中节指骨完全融合即DP3u期；桡骨完全融合即Ru期。

（二）颈椎X线片

利用头颅侧位片观察颈椎（主要是第2、3、4颈椎）的形态，从而评价生长发育的状态及潜力。

四、锥形束CT

锥形束计算机体层扫描技术（CBCT，锥形束CT）采用低能锥束状射线，通过围绕患者被拍摄部位旋转成像（图4-4），可以导入计算机软件进行各种测量分析。

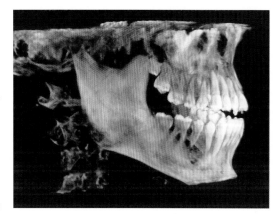

图4-4 CBCT三维影像

第6节 X线头影测量分析

一、X线头影测量的用途

（一）研究颅面生长发育

X线头影测量是研究颅面生长发育的重要手段，一方面可通过对各年龄阶段个体做X线头影测量分析，另一方面可用于对个体不同时期的测量分析。

（二）牙颌、颅面畸形的诊断分析

通过X线头影测量对颅面畸形的个体进行测量，得出的测量结果与正常殆X线头影测量相应测量项目的均值进行比较，便于对畸形作出正确的诊断。

（三）确定错殆畸形的矫治方案

测量分析殆、颅面结构关系后，根据错殆畸形的机制，可以确定殆位及牙齿矫治的理想位置，从而制订出正确可行的矫治方案。

（四）研究矫治前、后的变化情况

X线头影测量亦常用作评定矫治过程中，殆、颅面形态结构发生的变化，从而了解矫治器的作用机制，矫治后的稳定及复发情况。

（五）外科正畸的诊断和治疗设计

通过X线头影测量对需进行正殆外科治疗的严重颅面畸形患者进行颅面软硬组织的分析，为正颌外科治疗提供根据。

（六）下颌功能分析

X线头影测量还可以用来研究下颌运动、语言发音时的腭功能，以及分析息止殆间隙等方面的功能。

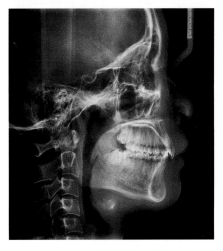

图4-5　头颅侧位X线片

二、X线头颅定位片的拍摄方法

（一）头颅定位仪

头颅定位仪用于头影测量的X线头颅像拍摄，通过定位仪上的左右耳塞与鼻根点或眶点指针构成一与地面平行的恒定平面，严格定位拍摄。

（二）X线摄像（头颅侧位X线片，图4-5）

1. 投照距离　在X线头颅摄影时要求有较大的投照距离，一般应不小于150cm，在投照时，应尽量使投照物体与胶片盒紧贴，以减小其放大误差。

2. 头颅侧位片的放大误差　因X线头颅摄影时，X线不能达到平行的要求，而头部正中矢状平面与胶片间又有距离存在，X线头影像必然有一定的放大误差。但因摄影时，头部固定位置一致，故各片的放大误差基本一致，不会引起各片之间的差异。

三、X线头影图的描绘

X线头影测量不能在X线头影像上直接进行，而需在描绘的头影图上进行，故描绘的头影图必须精确地与头影像上的形态完全一致。描图可在具有良好光源的X线读片灯下或专用的描图纸上进行。数字化X线头影测量发展后，可利用软件直接在计算机屏幕上进行定点测量。

四、常用X线头影测量的骨性标志点及测量平面

（一）头影测量骨性标志点

1. 颅骨标志点（图4-6）　蝶鞍点（sella，S）：蝶鞍影像的中心。鼻根点（nasion，N）：鼻额缝的最前点，代表面部与颅部的结合处。耳点（porion，P）：外耳道的最上点。颅底点（basion，Ba）：枕骨大孔前缘的中点，常作为后颅底的标志。Bolton点（Bo）：枕骨髁突后切迹的最凹点。

2. 上颌标志点（图4-7）　眶点（orbitale，O）：眶下缘的最低点。翼上颌裂点（pterygomaxillary fissure，Ptm）：翼上颌裂轮廓的最下点。前鼻棘（anterior nasal spine，ANS）：前鼻棘的尖。后鼻棘

（posterior nasal spine，PNS）：硬腭后部骨棘的尖。上牙槽座点（subspinale，A）：前鼻棘与上牙槽缘点间的骨部最凹点。上牙槽缘点（superior prosthion，SPr）：上牙槽突的最前下点。上颌中切牙点（upper incisor，UI）：上颌中切牙切缘的最前点。

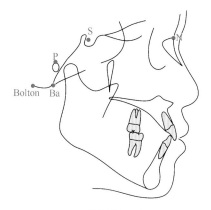
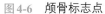

图4-6 颅骨标志点

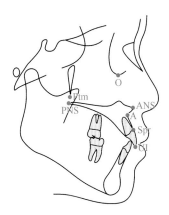

图4-7 上颌标志点

3. 下颌标志点（图4-8） 髁顶点（condylion，Co）：髁突的最上点。关节点（articulare，Ar）：颅底下缘与下颌髁突颈后缘的交点。下颌角点（gonion，Go）：下颌角的后下点。下牙槽座点（supramentale，B）：下牙槽突缘点与颏前点间的骨部最凹点。下牙槽缘点（infradentale，Id）：下牙槽突的最前上点。下颌切牙点（lower incisor，Li）：下颌中切牙切缘的最前点。颏前点（pogonion，Po）：颏部的最突点。颏下点（menton，Me）：颏部的最下点。颏顶点（gnathion，Gn）：颏前点与颏下点的中点。D：下颌体骨性联合部中点。

（二）头影测量平面

1. 基准平面（图4-9） 前颅底平面（SN plane，SN）：由蝶鞍点与鼻根点的连线组成。眼耳平面，又称法兰克福平面（Frankfort horizontal plane，FH）：由耳点与眶点连线组成。Bolton平面（Bolton plane）：由Bolton点与鼻根点连接线组成。

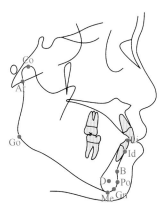

图4-8 下颌标志点

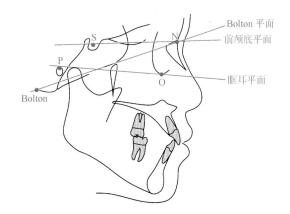

图4-9 基准平面

2. 测量平面（图4-10） 腭平面（ANS-PNS palatal plane，ANS-PNS）：后鼻棘与前鼻棘的连线。全颅底平面（Ba-N plane，Ba-N）：颅底点与鼻根点的连线。𬌗平面（occlusal plane，OP）：第一恒磨牙咬合中点与上下颌中切牙间中点（覆𬌗或开𬌗的1/2处）的连线。下颌平面（mandibular plane，MP）的确定方法有以下3种：①通过颏下点与下颌角下缘相切的线；②下颌下缘最低部的切线；③下颌角点与下颌颏顶点间的连线（Go-Gn）。下颌支平面（ramal plane，RP）：下颌升支及髁突后缘的切线。面平面（N-Po facial planc，N-Po）：由鼻根点与颏前点的连线组成。

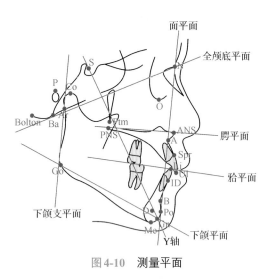

图4-10 测量平面

3. 测量轴线（图4-10） Y轴（Y axis）：蝶鞍中心与颏顶点的连线。

五、常用硬组织测量项目

（一）上下颌骨的常用测量项目（图4-11）

1. SNA角 由蝶鞍中心、鼻根点及上牙槽座点所构成的角。反映上颌相对于颅部的前后位置关系（参考值82.8°±4°）。

2. SNB角 由蝶鞍中心、鼻根点及下牙槽座点所构成的角。反映下颌相对于颅部的前后位置关系（参考值80.1°±3.9°）。

3. ANB角 由上牙槽座点、鼻根点与下牙槽座点所构成的角，此角亦即SNA角与SNB角之差。此角反映上下颌骨对颅部的相互位置关系（参考值2.7°±2°）。

4. NPo-FH角 即面角，面平面与眼耳平面相交的后下角。此角反映下颌的突缩程度（参考值85.4°±3.7°）。

5. Y轴角 蝶鞍中心与颏顶点之连线（SGn）与眼耳平面相交的下前角，此角反映颏部的突缩（参考值65.8°±4.2°）。

6. NA-PoA角 即颌凸角，由鼻根点至上牙槽座点连线（NA），与颏前点至上牙槽座点连线（PoA）延长线之角，此角反映面部的上颌部分相对于整个侧面的关系（参考值6.0°±4.4°）。

7. MP-FH角 即下颌平面角，由下颌平面（MP）与眼耳平面的交角。此角代表下颌体的陡度（参考值31.1°±5.6°）。

8. AB平面角 上下齿槽座角，为AB或其延长线与面平面交角。代表上下齿槽基骨间的相互位置关系（参考值−4.5°±2.8°）。

9. ANS-Ptm 上颌长，翼上颌裂点与前鼻棘点在眼耳平面上垂足间的距离。代表上颌的长度［参考值（52.1±2.8）mm］。

10. S-Ptm 上颌位置，翼上颌裂点与蝶鞍中心点在眼耳平面上垂足间的距离。表明上颌后界与蝶鞍中心点间的位置关系，亦反映上颌骨的前后位置关系［参考值（18.3±2.4）mm］。

11. Co-Po 下颌长，髁突后缘切线与颏前点切线在下颌平面上垂足间的距离。代表下颌骨的综合长度［参考值（113.7±4.6）mm］。

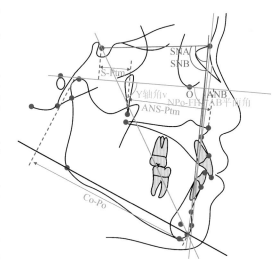

图4-11 上下颌骨常用测量项目

（二）上下前牙的常用测量项目（图4-12）

1. U1-SN角 上颌中切牙长轴与SN平面相交的下内角，反映上颌中切牙对于前颅底的相对倾斜度（参考值105.7°±6.3°）。

2. L1-MP角 下颌中切牙长轴与下颌平面相交的上内角，反映下颌中切牙对于下颌平面的倾斜度（参考值92.6°±7.0°）。

3. U1-NA角 上颌中切牙长轴与鼻根点-上牙槽座点连线交角，代表上颌中切牙的倾斜度和突度

（参考值22.8°±5.7°）。

4. U1-NA距　上颌中切牙切缘至鼻根点-上牙槽座点连线的垂直距离，也代表上颌中切牙的倾斜度和突度［参考值（5.1±2.4）mm］。

5. L1-NB角　下颌中切牙长轴与鼻根点-下牙槽座点连线的交角，代表下颌中切牙的倾斜度和突度（参考值30.3°±5.8°）。

6. L1-NB距　下颌中切牙切缘至鼻根点-下牙槽座点连线的垂直距离，亦代表下颌中切牙的倾斜度和突度［参考值（6.7±2.1）mm］。

7. 上下中切牙角　上颌中切牙长轴与下颌中切牙长轴的交角。反映上下颌中切牙特别是上下颌前部牙弓的突度（参考值125.4°±7.9°）。

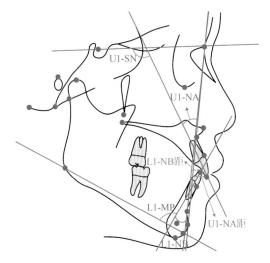

图4-12　上下前牙常用测量项目

（三）面部高度的常用测量项目

1. 全面高（N-Me）　鼻根点至颏下点的距离［参考值（130.0±4.8）mm］。
2. 上面高（N-ANS）　鼻根点至前鼻棘点的距离［参考值（57.9±2.6）mm］。
3. 下面高（ANS-Me）　前鼻棘至颏下点的距离［参考值（72.1±5.0）mm］。
4. 上面高与全面高之比　N-ANS/N-Me×100%［参考值（44.6±45.0）%］。
5. 下面高与全面高之比　ANS-Me/N-Me×100%［参考值（55.4±2.3）%］。

六、常用X线头影测量分析法

（一）Downs分析法

1. 骨骼间关系的测量
（1）NPo-FH。
（2）NA-PoA角。
（3）AB平面角。
（4）MP-FH角。
（5）Y轴角。

2. 殆与骨骼间关系的测量
（1）殆平面角　殆平面与眼耳平面的交角（参考值12.4°±4.4°）。
（2）上下颌中切牙角　上下颌中切牙牙长轴的交角（参考值125.4°±7.9°）。
（3）下颌中切牙-下颌平面角　下颌中切牙长轴与下颌平面的交角（参考值111.6°±6.0°）。
（4）下颌中切牙-殆平面角　下颌中切牙长轴与殆平面相交的下前角（参考值96.5°±7.1°）。
（5）上颌中切牙突距　上颌中切牙切缘至AP连线的垂直距离［参考值（7.2±2.2）mm］。

（二）Steiner分析法

1. SNA角。
2. SNB角。
3. ANB角。
4. U1-NA角。

5. U1-NA 距。

6. L1-NB 角。

7. L1-NB 距。

8. U1-L1 角　上颌中切牙长轴与下颌中切牙长轴的交角（参考值124.2°±8.2°）。

9. SND 角　蝶鞍点 - 鼻根点 - 下颌体骨性联合部中点的夹角（参考值77.3°±3.8°）。

10. Po-NB 距　颏前点至NB连线的垂直距离［参考值（1.0±1.5）mm］。

11. OP-SN 角　𬌗平面与前颅底平面交角（参考值16.1°±5.0°）。

12. GoGn-SN 角　下颌角点与颏顶点连线所构成的下颌平面与前颅底平面交角（参考值32.5°±5.2°）。

13. SL 距　从颏前点向前颅底平面做垂线，垂足与蝶鞍点间距离［参考值（52.1±5.4）mm］。

14. SE 距　从髁突最后点向前颅底平面做垂线，垂足与蝶鞍点间的距离［参考值（20.2±2.6）mm］。

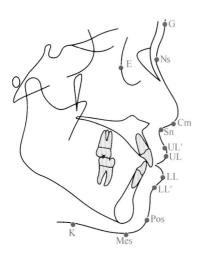

图4-13　常用软组织测量标志点图

七、软组织测量分析

（一）常用软组织测量标志点（图4-13）

1. 额点（G）　额部的最前点。

2. 软组织鼻根点（Ns）　软组织侧面上相应鼻根位置标志点。

3. 眼点（E）　睑裂的眦点。

4. 鼻下点（Sn）　鼻小柱与上唇的连接点。

5. 鼻小柱点（Cm）　鼻小柱与鼻尖连接点。

6. 上唇缘点（UL′）　上唇黏膜与皮肤的连接点。

7. 下唇缘点（LL′）　下唇黏膜与皮肤的连接点。

8. 上唇突点（UL）　上唇的最突点。

9. 下唇突点（LL）　下唇的最突点。

10. 软组织颏前点（Pos）　软组织颏的最前点。

11. 软组织颏下点（Mes）　软组织颏的最下点。

12. 咽点（K）　软组织颈部与咽部的连接点。

（二）常用软组织测量项目（图4-14）

1. 面型角（FCA）　额点与鼻下点连线和鼻下点与软组织颏前点连线的后交角（参考值7.3°±4.4°）。

2. 鼻唇角（NLA）　鼻下点与鼻小柱点连线和鼻下点与上唇突点连线的前交角（参考值80°～110°）。

3. 面上部高（UFH）　分别从E点和Sn点向GSn连线作垂线，两垂线间距（参考值40mm）。

4. 上唇长（ULL）　分别从Sn点和上口点向Sn-Pos连线作垂线，两垂线间距（参考值20mm）。

5. 下唇长（LLL）　分别从Mes点和下口点向Sn-Pos连线作垂线，两垂线间距（参考值40mm）。

6. 上唇突度（ULP）　UL到Sn-Pos连线距（参考值7.2mm±1.92mm）。

7. 下唇突度（LLP）　LL到Sn-Pos连线距（参考值6.3mm±1.49mm）。

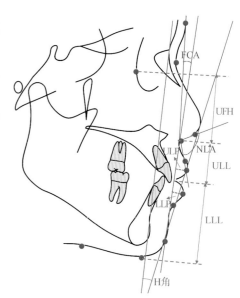

图4-14　常用软组织测量项目

8. H 角　H 线（Pos-UL 连线）与 NB 的交角，代表了软组织的颏部与唇部的位置关系（参考值 11.0°±4.13°）。

9. H 线与软组织侧面的关系　包括 H 线与鼻、鼻唇沟、上唇、下唇、颏唇沟、颏部的关系。

八、电子计算机化的 X 线头影测量

1. 电子计算机化 X 线头影测量系统的组成　一般由电子计算机、配套的测量分析软件和打印机组成。

2. 操作步骤　在患者拍片后将数字化 X 线片传输到计算机，利用软件测量。

第 7 节　诊断与治疗计划

一、问题列表

面部上中下比例及对称性、侧貌型、唇外部形态、切牙是否暴露、颏部形态。牙齿排列是否拥挤、是否有牙间隙、牙弓形态及对称性、是否有个别牙错位或阻生等。颌骨对称性、宽度问题、中线问题、是否存在后牙反𬌗或锁𬌗等。骨性矢状向问题、牙性矢状向问题、是否有深覆盖、是否前牙反𬌗等。垂直骨型（低、均、高角）、深覆𬌗、开𬌗、是否存在牙萌出过度或不足等。

二、诊　　断

依据收集的资料给出科学、准确、全面的诊断，如 Angle 错𬌗畸形分类法、毛氏错𬌗畸形分类法；牙性、功能性、骨性等诊断。

三、制订治疗计划

1. 确定治疗目标　确定主要的矫治方向，以实现纠正错𬌗畸形，改善颜面美观和长期协调稳定的总目标。

2. 选择矫治器　选择合适的活动矫治器、功能矫治器或者固定矫治器。必要时要考虑是否结合正颌外科手术来完成矫治，达到预期目标。

3. 签知情同意书　在正畸治疗前，为了保障患者与医师双方的正当权益，双方会共同签署一份知情同意书。患者知晓并签署同意书后，医师才能开始治疗。知情同意书签署后归入治疗档案中保存。

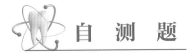

自　测　题

单选题

1. 在错𬌗畸形的检查诊断中，下列哪项不正确（　　　）
   A. 对牙弓检查时要进行牙列拥挤度测定
   B. 无须询问有无全身性疾病及鼻咽部疾病
   C. 需要进行牙、颌、面的一般检查
   D. 要检查上下中切牙间的中线关系
   E. 询问幼年时有无口腔不良习惯

2. Ⅱ度开𬌗的范围是（　　　）
   A. 1mm＜开𬌗≤1.5mm　B. 2mm＜开𬌗≤3mm
   C. 3mm＜开𬌗≤5mm　D. 4mm＜开𬌗≤11mm
   E. 7mm＜开𬌗≤9mm

（王　旭）

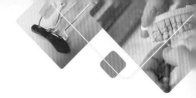

第**5**章
正畸治疗的生物机械原理

错𬌗畸形矫治的基本原理是矫治器对错位牙齿和（或）畸形颌骨施以矫治力或去除口周异常肌力，通过颌骨、牙周组织、颞下颌关节等硬软组织产生的生物力学反应，使机体产生组织学改建，达到矫治错𬌗畸形的目的。这是复杂的生物机械运动，而不是单纯的机械运动。因此，正畸治疗的生物机械原理是口腔正畸学的重要内容之一。

第1节　矫治力与牙齿的移动

正畸矫治错𬌗畸形的手段主要是通过对牙齿及颌骨施加一定的力，引起牙周组织与颌骨的组织改建和重塑。只有适度的力通过矫治器作用于错位牙、牙弓及颌骨，才能获得理想的矫治效果。

一、基 本 概 念

1. 力　　力是物体之间的相互作用。力有三个要素：大小、方向和作用点。有作用力就一定有一个与之大小相等、方向相反的反作用力。

2. 力偶　　作用于物体上的两个大小相等、方向相反，且不在同一条直线上的两个相互平行的力，这样组成的力的系统称为力偶。

3. 力矩和力偶矩　　力矩是力与力臂（力的作用点到力的支点间的距离）的乘积，力偶矩是一个力与力偶臂（两个力之间的距离）的乘积。

4. 旋转中心　　物体在外力的作用下形成转动时所围绕的中心。

5. 阻抗中心　　当力作用于一物体时，该物体周围约束其运动的阻力中心称为阻抗中心。

根据阻抗中心和旋转中心的位置关系，牙齿的最基本移动方式只有两种，即平移和转动。当外力作用力线通过牙齿的阻抗中心时，牙齿产生平移，此时旋转中心距离阻抗中心无穷远；当一力偶以阻抗中心为圆心，在对应的等距离处从相反方向作用于牙齿时，产生转动，此时旋转中心位于阻抗中心处。

二、矫治力的种类

（一）按矫治力强度分类

1. 轻度力　　力值范围在60～100g，如弹性橡皮圈产生的形变力，一般牙齿不会移动，但在摩擦力小、无干扰情况下，牙齿也能移动。

2. 中度力　　力值范围在100～300g，如各种弓丝、弹簧曲产生的力，为牙齿移动的主要正畸力。

3. 重度力　　力值范围大于300g，如以头颈部为支抗的口外牵引力，在生长发育期能影响骨骼的生长，改变骨骼的形态，对颜面形态改变作用大。

（二）按矫治力持续作用时间分类

1. 持续力　持续对错位牙产生矫治力，该力可持续几周或更长时间。如镍钛簧、正畸弓丝所产生的力。

2. 间歇力　对矫治牙仅产生间断的作用。如活动矫治器弹簧产生的矫治力为间歇力，矫治力在较短时间内消失。

（三）按矫治力产生方式分类

1. 机械力　外力使金属丝、弹性橡皮圈或者弹簧等弹性元件变形，通过机械形变储存弹性势能，并在矫治过程中逐渐释放，这种机械形变所产生的矫治力称为机械力。

2. 肌力　通过本体的神经肌肉反射引起的肌纤维的收缩或者舒张，导致口腔内的肌肉动力平衡发生变化，实现牙齿移动。

3. 磁力　应用磁铁之间的磁场，利用同极相斥、异极相吸的原理，达到移动牙齿的目的。磁力与磁场强度成正比，与磁极之间的距离成反比。

（四）按矫治力来源部位分类

1. 颌内力　同一牙弓内的牙齿相互牵引产生的作用力和反作用力。

2. 颌间力　上下颌之间的牙齿或牙弓相互牵引产生的作用力和反作用力。根据上下颌移动方向的不同，可分为Ⅱ类、Ⅲ类颌间牵引和垂直颌间牵引。

3. 颌外力　以颈骨、枕骨、颏骨、额骨等作为支抗基础，将力作用于牙、牙弓或颌骨并使之位移和改建，由于支抗部位稳定而牢固，支抗能力强，可产生较强的矫治力。

（五）按矫治力作用效果分类

1. 正畸力　力值较小，作用范围较小，通过牙齿在生理范围内移动来矫治错𬌗畸形。

2. 矫形力　作用范围大、力量强，主要作用在颅骨、颌骨上，能使骨骼形态、位置改变，对颜面生长发育和形态改变作用大。

三、牙齿移动的种类

（一）倾斜移动

倾斜移动是指牙受力后，牙以支点为中心，牙冠和牙根朝相反方向移动。如使牙冠向舌侧移动，而牙根则向唇侧移动。牙齿的倾斜移动是正畸治疗中最易实现的一种移动方式。牙齿支点的位置一般和力的作用点有关，力的作用点越接近牙冠的颈部，则旋转中心就越接近根尖。正畸治疗中活动矫治器移动的牙齿，大都呈倾斜移动。

单根牙齿倾斜移动时，对牙周产生2个压力区及2个张力区，其中以根尖及龈缘附近受力最大。其牙周组织反应为压力区有骨质吸收，张力区有骨质沉积（图5-1A）。

（二）整体移动

整体移动是指牙受力后，牙冠和牙根向一个方向等距离移动。整体移动较难实现，只有用适宜的矫治器才行。整体移动时压力和张力均匀分布于牙根两侧的牙周组织（图5-1B）。牙冠的受力要比倾斜移动时大得多。并且在牙齿整体移动时，牙齿长在牙槽窝内，临床要想完全整体移动牙齿是不可能的，只能接近整体移动。

（三）转矩移动

转矩移动是使牙齿某一部分进行特定移动，而限制另一部分的移动。转矩移动通常是指牙根做各个方向的移动，而牙冠移动很少，故也称为控根移动（图5-1C）。也可以理解为控制牙冠或者牙根的移动，控制牙冠与牙根的移动比例。

转矩分为两种类型：一是正转矩，指根舌向转矩或冠唇向转矩；二是负转矩，指根唇向转矩或冠舌向转矩。

控根移动的实现需要在牙冠上使用一对方向相反的力偶，使牙齿以牙冠为旋转中心保持不动，而牙根做倾斜移动。在牙齿做转矩移动时，根尖部受力最大，转矩移动的力量需要严格控制，若施力不当可使根尖区受力过大而造成根尖吸收和牙髓坏死。

牙齿的转矩移动一般需要用固定矫治器才能完成，如方形弓丝在方形托槽沟中的转矩力，以及附有辅助弓丝的2根圆形弓丝同时作用力等形成的作用力。

（四）伸长或压低移动

伸长或压低移动是使牙齿升高或压入的移动。矫治力过大，不论是伸长或压低移动均可造成根尖血管的损伤，从而引起牙髓坏死及牙齿脱位。

伸长移动时，对整个牙齿支持组织产生牵引作用，而无压力区，因而无明显的骨吸收（图5-1D）。

压低移动时，对整个牙齿支持组织产生压迫作用，而无张力区，在根尖周围可能引起骨质吸收（图5-1E）。

（五）旋转移动

旋转移动是指牙齿沿牙长轴进行的旋转移动。常在扭转牙的矫治中应用。牙齿在牙槽窝中旋转，需要应用一个力偶。可在扭转牙的牙冠某一点加力而另一点作为固定点，使牙做旋转移动。也可以在牙冠上相对的两点加力，同样能使牙齿发生旋转移动。牙齿旋转移动后，虽然牙周纤维随之进行重新排列，但是扭转牙的牙周纤维改建需要较长的时间，需要较长时间的保持，否则易出现复发。过矫治和牙龈纤维切断可减轻扭转牙的复发。牙齿在做旋转移动时，扁形牙根周围形成2个压力区及2个张力区（图5-1F）。

四、正畸牙齿移动规律

正畸牙移动可分为三期：初始移动、延迟阶段、进行性牙齿移动。牙齿受力的瞬间，可以发生一定的位移，一般不超过1mm。这是由于牙齿受力后牙周膜和牙槽骨发生形变，牙周膜内液体重新分配所造成的，此阶段为初始移动。牙齿持续受力，牙周组织的损伤常常伴随正畸牙齿移动的过程，多见于受压侧，牙周膜内血流受到影响，血管被压缩，血流受阻，出现玻璃样变。牙齿移动出现一个相对的停滞期，此阶段为延迟阶段。随着牙周组织中细胞增殖、分化，玻璃样变的组织被降解、清除，压力侧牙槽骨表面开始直接骨吸收，可以见到牙槽窝内壁有大量破骨细胞排列，形成骨吸收陷窝，牙齿迅速移动，牙周膜内，牙周纤维重组。此阶段为进行性牙齿移动。

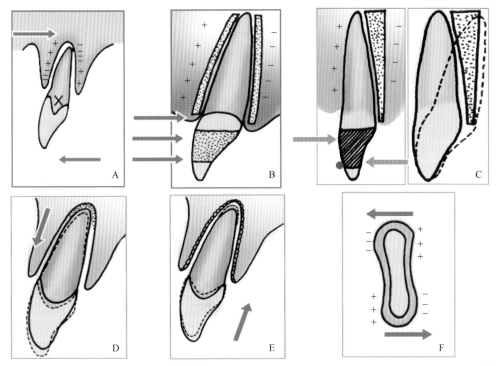

图5-1　各类牙齿移动时牙周膜和牙槽骨改建示意图

"+"表示骨沉积；"–"表示骨吸收

A.倾斜移动；B.整体移动；C.转矩移动；D.伸长移动；E.压低移动；F.旋转移动

第2节　矫治过程中的组织改变

对于错𬌗畸形的矫治，无论采取哪种矫治方法，都必须对错位的牙、牙弓或颌骨施加一定的矫治力，以引起牙周、颌骨的组织改建，这样才能产生牙移动，引导颌骨正常生长，达到矫治错𬌗畸形的目的。颌骨的可塑性、牙骨质的抗压性及牙周膜内环境的稳定性是正畸牙周组织改建与牙齿移动的最基本的生物学基础。矫治力作用于牙、牙周膜、颌骨等，产生一系列的组织改变。

一、牙周膜变化

适宜的矫治力作用于牙体后，牙周膜一侧受压迫，另一侧受牵引，牙周膜形态发生改变。压力侧牙周膜组织受挤压，牙周间隙变窄，血管受压，血流量减少，胶原纤维和基质降解吸收，并分化出破骨细胞，这些变化在加力后48～72小时即可出现。张力侧的牙周膜纤维拉伸变长，胶原纤维和基质增生，成纤维细胞增殖，成骨细胞分化，牙周间隙增宽，牙有一定的松动，牙周膜方向也有变化（图5-2）。当外力去除后，牙周纤维经过调整重新排列与附着，支持牙齿在新的位置上，并恢复正常牙周间隙的宽度。如矫治力大，牙周膜中的血管可因过度受压而局部缺血，或血管被压迫而局部出血，导致血栓形成及无细胞区的玻璃样变性出现。当牙周膜内

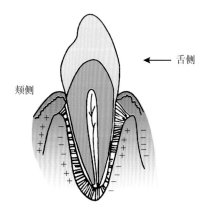

图5-2　对牙施以由舌侧至颊侧的压力，牙周膜和牙槽骨改建的示意图

"+"表示骨沉积；"–"表示骨吸收

细胞发生坏死后，局部的成骨细胞和破骨细胞的分化也就终止了，从而导致牙齿移动困难。

二、牙槽骨的反应

当牙齿受到适宜矫治力作用时，在张力侧牙槽骨的内侧面，成骨细胞活跃，有新骨沉积；在压力侧牙槽骨的内侧面则有破骨活动，该区域牙槽骨吸收。骨组织的增生和吸收甚至涉及牙槽骨内外骨板，以维持原有的牙槽结构和骨量。骨松质内出现新的骨小梁，其顺着矫治力的方向排列，称过渡性骨。由过渡性骨调整到正常骨组织，需要半年到1年的时间，在这一时期内正畸患者必须戴用保持器，以防止牙齿回到矫治前的位置。尽管牙移动至新的位置后，牙槽骨和牙周膜都有大量的改形，但牙周膜间隙最终还是恢复到正常宽度，牙槽骨还是恢复到原有的形态与结构，从而与位移后的牙齿相适应。

在大小适当的矫治力作用下，压力侧牙槽骨的吸收是在牙槽窝内面直接发生的，也称为直接骨吸收；而当矫治力过大时，骨的吸收不在牙槽骨内面直接发生，而在稍远处发生，这种骨吸收方式称为间接骨吸收，骨吸收的方式呈潜掘式，可使牙移动的速度减慢，被治疗的牙过度松动、疼痛，恢复时将发生牙根与牙槽骨粘连。

三、牙髓的反应

矫治力适宜时牙根尖部血管受轻压，牙髓组织可发生轻度充血，对温度的变化敏感，有时可出现牙髓活力下降，一般在矫治完成后恢复；如矫治力过大则可发生牙髓炎，以及部分或全部牙髓变性甚至坏死。死髓牙如没有根尖周围炎，经根管治疗后仍可被移动。

四、牙根的反应

在矫治牙的移动过程中，牙根本身长度（包括牙本质）也有反应性变化，临床表现为牙根吸收，一般分为三种类型。

1. 轻微吸收　可发生在大部分正畸移动的牙齿上，一般在X线片上较难发现。

2. 进行性吸收　大多发生在根尖，为进行性的，可在治疗过程中经X线检查发现。

3. 特发性吸收　这种吸收与矫治力无关，在矫治过程中应特别注意，若在矫治前经X线检查已发现有牙根吸收，施以矫治力后则会加重其吸收。

五、乳牙移动对恒牙胚的影响

恒切牙、尖牙牙胚紧靠在乳前牙牙根的舌侧面，前磨牙牙胚则位于乳磨牙牙根分叉处。因为两类牙的位置十分接近，所以在正畸移动乳牙时，可影响到恒牙胚。在乳牙根尚未吸收的情况下进行矫治，恒牙胚可随同乳牙向同一方向移动，恒牙胚移动时受压区出现破骨细胞和骨质吸收，相应的张力区有新骨形成，最终恒牙胚随着乳牙移动到一个新的位置，临床可利用这种乳牙矫治的方法，间接得到矫治恒牙的效果。但在用力过猛或出现乳牙倾斜移动时，恒牙胚就会被乳牙根推向与乳牙冠移动相反的方向。

第3节 影响牙齿移动的因素

一、施力的强度和时间

不同强度的矫治力，对组织产生不同程度的影响，矫治力过小者，牙周组织不发生反应；过大的力造成组织破坏，不能加速移动且会延缓牙齿的移动速度；只有力的强度适宜，牙周组织才能够处于积极活跃状态，产生类似于牙生理性组织反应和生理性移动的效果。临床医师应使用轻力或重的间歇力，虽然效果小，但在临床上可以接受，只有重的持续力才会发生组织破坏。在错殆畸形矫治过程中，加力的间隔时间是必要的，因为组织需要修复期，矫治器加力越频繁，修复过程就越短，越可能产生牙和骨组织的损伤，只有延长复诊间隔时间，才可预防和减少组织破坏。临床上固定矫治器一般间隔4～6周加力一次，活动矫治器2～3周加力一次。

临床上判断适宜矫治力的标准如下：①移动牙齿可有酸胀感，不应有自觉疼痛；②叩诊无明显疼痛；③牙齿松动度不大；④牙齿移动效果明显；⑤X线片显示牙根及牙周无异常。

二、机体条件

（一）年龄

乳牙期机体生长发育速度快，潜力大，颌骨可塑性强，正畸治疗顺应其生长发育规律，只施加较轻矫治力，短时间内就可引起明显的组织改变。替牙期生长发育潜力仍然大，对外力的刺激，组织反应仍很活跃，矫治效果依然较好。恒牙初期生长潜力虽不及前两阶段活跃，但发育仍在进行，对外力刺激仍有良好的反应能力。第二磨牙完全萌出到第三磨牙萌出阶段，牙颌系统生长发育已趋停止，细胞反应能力渐趋迟钝。成年以后牙颌系统发育停止，细胞反应能力较弱，细胞增生能力及骨形成能力降低，如果此时期矫治速度太快，破骨作用超过成骨作用，易造成牙松动，甚至导致牙周组织创伤，因此与儿童时期相比，矫治疗程较长，对矫治力的控制要求较高。

（二）健康状态

全身和口腔局部健康对矫治效果是有影响的，如健康状况良好，则矫治时的组织变化正常，反之则会产生不良后果。患有慢性或急性疾病者抵抗力降低，容易使牙齿松动，一般不宜进行矫治。牙周炎时移动牙齿可能使牙齿更加松动，必须先进行牙周治疗，待牙周组织稳定后才能进行矫治。妊娠期间，孕妇全身新陈代谢、内分泌等都有不同程度的改变，在此时期进行矫治会影响牙齿移动过程中的组织变化，因此妊娠期间一般不宜进行矫治。

总之，在进行矫治时，不可忽视对全身健康状况的了解，以免产生不良后果。

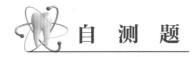

自 测 题

单选题

1. 根据矫治力的强度，中度力的力值范围是指（　　　）

　A. 30～60g　　　　　　B. 60～100g

　C. 100～300g　　　　　D. 150～300g

　E. 300g以上

2. 下列不属于矫治力的是（　　　）

　A. 用扩弓螺旋器快速扩展腭中缝

　B. 用双曲舌簧纠正个别牙反殆上前牙

C.橡皮链牵引尖牙向远中

D.弓丝上弯关闭曲内收前牙

E.用口外弓推磨牙向远中

3.下列不是临床上判断适宜矫治力的标准的选项是（　　　）

A.移动牙齿可有酸胀感，不应有自觉疼痛

B.叩诊无明显疼痛

C.牙齿松动度不大

D.牙齿移动速度较快

E.X线片显示牙根及牙周无异常

4.下列不是牙齿移动的种类的选项是（　　　）

A.旋转移动　　　　　　B.转矩移动

C.压低移动　　　　　　D.整体移动

E.延迟移动

5.下列哪种牙齿移动方式是正畸治疗最容易实现的移动方式（　　　）

A.旋转移动　　　　　　B.转矩移动

C.伸长或压低移动　　　D.整体移动

E.倾斜移动

6.下列说法不正确的是（　　　）

A.矫治过程中牙根会发生轻微吸收

B.死髓牙经过完善根管治疗后可进行牙齿移动

C.牙齿移动过程中，牙槽骨会发生骨增生和骨吸收

D.移动乳牙不会对恒牙造成影响

E.当矫治力过大时，牙周膜内细胞会发生坏死

（陈娟娟）

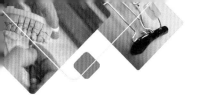

第6章
矫治器及其制作技术

矫治器是正畸治疗的一种装置，而矫治技术则是正畸治疗的关键。只有准确理解和掌握矫治技术，矫治器才能发挥最佳的效能，收到最好的效果。临床上需要根据患者的实际情况和需求而合理选用。

第1节 概　述

一、矫治器的意义

矫治器是用来矫治错𬌗畸形的装置。不同的矫治器由不同的作用部件构成，或靠自身产生作用力，或借助口周肌力，使错𬌗畸形得到治疗，达到预期的目的。

二、矫治器的性能要求

1. 无毒无害　矫治器材料性能稳定，不与唾液起化学反应，对人体组织无毒无害。
2. 舒适美观　矫治器应小巧舒适，显露部分尽量少，不影响口腔生理活动和美观。
3. 卫生健康　矫治器应易洗刷，便于清洁，不影响口腔卫生。
4. 简单高效　矫治器的结构简单，力量大小和方向易于控制，使用方便，疗效可靠。

三、矫治器的分类

1. 矫治器按照是否可以自由摘戴分为活动矫治器和固定矫治器两种。
2. 矫治器按照作用目的分为矫形矫治器、预防性矫治器和保持性矫治器三种。
3. 矫治器按照矫治力来源分为机械性矫治器、磁力性矫治器和功能矫治器三种。

四、活动矫治器与固定矫治器的比较

活动矫治器和固定矫治器因其矫治原理、结构设计、佩戴形式等都不一样，所以其优缺点也有很大差异（表6-1）。

表6-1　固定矫治器和活动矫治器比较

	活动矫治器	固定矫治器
优点	1. 可自行取戴，易清洁	1. 固位好，支抗足
	2. 若施力过大，可自行取下	2. 对牙的操控性好，使用范围广
	3. 不影响美观	3. 体积小、舒适，不影响发音
	4. 对简单错𬌗矫治比较方便	4. 加力间隔时间长
		5. 矫治力可持续作用，疗程较短

续表

	活动矫治器	固定矫治器
缺点	1. 支抗、固位通常不足	1. 对口腔卫生保健要求高
	2. 牙齿多为倾斜移动	2. 椅旁操作时间较长
	3. 异物感明显，影响发音	3. 若施力过大，不能自行取下
	4. 对患者的配合依赖性高	4. 结构复杂，费用较高
	5. 剩余间隙处理困难	

五、支　抗

（一）支抗的定义

正畸治疗过程中，任何施加于被移动牙齿的矫治力，必然会产生一个大小相等、方向相反的反作用力，能抵抗这个反作用力的结构称为支抗（anchor）。支抗可以是牙、牙弓、口唇肌肉、颅面骨骼等。

（二）支抗的种类

1. 颌内支抗　支抗牙与被移动牙在同一牙弓内，利用支抗牙作为支抗使被移动牙移动。这种支抗一般来自牙周膜面积较大的后牙。

2. 颌间支抗　支抗牙与被移动牙不在同一牙弓内，而是以上颌（上牙弓）或下颌（下牙弓）作为支抗来矫治对颌牙齿；或是以上下颌间的交互支抗来调整牙位或颌位关系。

3. 颌外支抗　以枕部、颈部、头顶部等口腔颌面以外的部位作为支抗部位，来抵抗较大作用力的反作用力。

（三）增加支抗的方法

在正畸治疗过程中，希望矫治牙按需要的方向和距离移动，而作为支抗部分的牙则常要求尽量不移位或少量移位，以保持良好的矫治效果及𬌗关系。

这就需要对支抗进行认真的研究和设计，并采取一些适当加强支抗的措施。临床上常用的加强支抗的方法如下。

（1）增加支抗牙数目，如在活动矫治器上增加卡环或邻间钩等固位装置；固定矫治器中在第二磨牙上装配带环等。

（2）加大基托面积，保持与组织面密贴。

（3）将支抗牙连成一个整体。

（4）颌内、颌间、颌外支抗的同时运用。

（5）上颌两侧第一磨牙间加横腭杆或Nance弓，下颌两侧第一磨牙间加舌弓。

（6）颌骨内种植体支抗。

（四）种植体支抗

种植体支抗技术是近年来逐步发展起来的新技术，也是正畸研究和治疗的新热点，其核心是应用植入牙槽骨或颌骨的种植体作为支抗。它的出现解决了一直约束正畸发展的支抗控制问题，实现了对牙齿移动的精确控制，特别是减少了口外支抗的使用，极大地降低了正畸治疗对患者配合程度的依赖。应用种植体支抗可以实现常规手段难以实现的患牙移动，使很多疑难病例的治疗成为可能。

1. 概述　在传统的正畸治疗方案中，常采用口外弓、颌间牵引、横腭杆、Nance弓、唇挡、舌弓等来加强支抗，这些加强支抗的手段往往需要患者配合，如口外弓、J形钩等口外装置不仅影响患者美观，而且只有对那些依从性较好的患者才能取得良好效果；横腭杆、Nance弓等口内装置也会增加患者的不适，不利于口腔功能的正常行使，也不利于口腔卫生的维护。另外，这些加强支抗的手段仍然难以避免支抗牙齿的少量移动，因此，传统加强支抗的手段已经不能满足治疗对支抗控制的要求，寻求良好的支抗控制手段变得越来越重要。正是在这一背景下，种植体支抗出现了。种植体支抗（implant anchorage）是将种植体植入牙槽骨内，形成部分或者全部的骨整合，以承受矫治力，达到加强支抗的目的。因为种植体支抗在牙槽骨中基本不发生移动，也不需要患者的配合，因此，种植体支抗在临床上应用以来，得以迅速发展和传播。尤其是微螺钉种植体支抗的广泛应用和大力推广，种植体支抗已经成为最简单有效的支抗。

2. 种植体支抗原理及种类　经过近些年的基础研究及临床应用，正畸种植体支抗技术日趋成熟，已经在正畸临床上得以广泛应用。正畸种植体支抗按照组成材料，可以分为纯钛、钛合金、不锈钢、可吸收材料、种植牙支抗等；按照外形可以分为钛板、微螺钉种植体支抗等；按照植入部位可以分为磨牙后区、颧牙槽嵴、颊侧、腭侧、前牙区、骨膜下种植体支抗等；按照植入方式可以分为自攻、助攻种植体支抗等。

3. 种植体支抗的临床应用　种植体支抗植入后可以即刻受力，但通常在2～3周后才开始加力，目的是预防感染，并让软组织充分愈合。力量一般以不超过200g为宜。施力方式可以通过橡皮圈、链状圈结扎丝或者镍钛拉簧。在应用的过程中，应该密切关注患者的口腔卫生情况。种植体与拉簧连接的部分容易积存食物残渣，长期不良口腔卫生会导致种植体周围的炎症，最后导致种植体脱落。在后1周软组织愈合的时间里，尤其应该加强口腔卫生的维护。

第2节　活动矫治器及其制作技术

一、概　述

活动矫治器是一种可以由患者或医师自行摘戴，用来矫治错𬌗畸形的装置。由固位、加力和连接三部分组成，一般依靠卡环的卡抱作用和黏膜的吸附作用获得固位。可根据需要在矫治器上增加能产生作用力的附件，达到矫治错𬌗畸形的目的。

二、常用器材

1. 尖头钳（图6-1）　用于弯制各种卡环、加力丝等。
2. 梯形钳（图6-2）　用于弯制各种固位卡环、唇弓、圈簧等。
3. 平头钳（图6-3）　用于各类曲簧的曲部加持或连接体末端弯制。
4. 三喙钳（图6-4）　用于金属丝短距离大角度的弯制。
5. 日月钳（图6-5）　用于弯制弓丝的曲部或弓丝加力。
6. 粗丝切断钳（图6-6）　用于切断直径不超过1.2mm的钢丝，如口外弓、面弓等。
7. 微型焊枪（图6-7）　用于银焊焊接矫治器的附件。
8. 电烙铁　用于锡焊焊接活动矫治器附件。

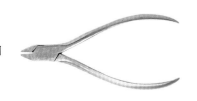

图6-1　尖头钳

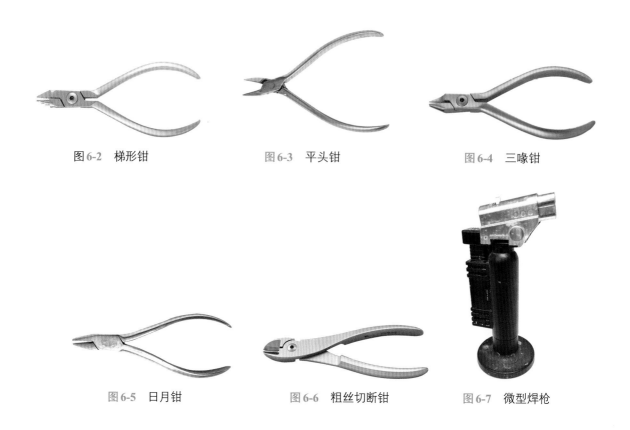

图 6-2　梯形钳　　　　　　图 6-3　平头钳　　　　　　图 6-4　三喙钳

图 6-5　日月钳　　　　图 6-6　粗丝切断钳　　　　图 6-7　微型焊枪

三、常 用 材 料

1. 焊合金

（1）银焊　成分为银（57%）、铜（15%~27%）和锌（4.0%~3.5%）。用于镍铬合金、不锈钢焊接。焊媒是硼砂。

（2）锡焊　成分为纯锡或锡（66%）和铅（33%），强度较低，用于不锈钢丝卡环、连接体之间的焊接。焊媒是松香。

2. 树脂　活动矫治器主要选用自凝树脂制作，一般为透明材质，区别于活动义齿，用于活动矫治器的基托制作或修补。

3. 不锈钢丝　常用于活动矫治器卡环、唇弓，以及各类曲簧的制作（表6-2）。

表6-2　常用活动矫治器不锈钢丝规格和用途

号码	规格（直径：mm）	用途
16~17	1.6~1.4	口外弓
18	1.2	腭杆、J形钩
19	1.0	扩弓簧、磨牙卡环
20	0.9	磨牙卡环、邻间钩、唇舌弓
21	0.8	后牙箭头卡环、唇弓、邻间钩
22	0.7	前牙箭头卡环、乳牙卡环
24~26	0.6~0.5	各类曲簧

四、活动矫治器各部分的制作和应用

活动矫治器部件制作要求类似可摘局部义齿，如在模型的设计中，对于倒凹的利用或填埋；卡环连接体与组织面之间应该留有包埋树脂所需的间隙；缓冲部位的处理；卡环弯制的一般要求；基托厚度的要求等。把握这些要求，才能制作出精良的矫治器。所以本节并未完全将各部件制作的步骤逐一描述，只对于操作关键点进行提示（个别部件制作步骤配图说明）。

（一）固位部分的制作

1. 单臂卡环（图6-8）　只有一个沿牙冠唇颊侧牙颈部弯成形状如C形的卡环臂，是一种临床常用的卡环。

（1）功能　多用于磨牙、前磨牙，有时也用于切牙、尖牙或乳磨牙。其卡环臂尖端伸入邻间隙的倒凹区内约0.5mm，起固位作用。其优点是不妨碍牙齿的萌出，缺点是固位力欠佳，尤其是牙齿倒凹不明显或临床冠较短。

（2）制作方法与要点

1）常用直径0.8～1.0mm的不锈钢丝弯制。

2）取一段约5cm长的不锈钢丝将末端磨圆钝，弯制时最

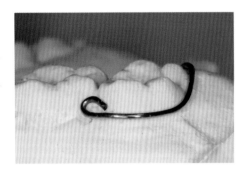

图6-8　单臂卡环

好先用雕刻刀在石膏模型上沿颈缘线刻去约0.5mm。用尖头钳先将钢丝末端弯入邻间隙内约0.5mm，再形成与基牙颊面观测线下、倒凹区密贴如C形的卡环臂，然后沿𬌗外展隙转至舌腭侧，形成埋入基托内的连接体。

3）钢丝转至舌腭侧后应形成离开黏膜0.5～1.0mm，长度为1.0～1.5cm，末端带小圈的连接体，便于包埋入基托。

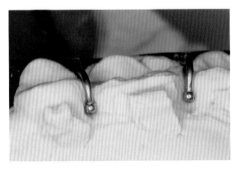

图6-9　邻间钩

2. 邻间钩（图6-9）　也称颊钩或钩状卡环，是一种固位力较强的固位装置。

（1）功能　多用于邻接关系良好的后牙及前牙。利用卡环的钩状末端，在两邻牙的楔状隙处钩住邻接点下方，增强矫治器的固位力。其弹性小，因此能发挥较强的固位作用。

（2）制作方法与要点

1）常用直径0.7～0.9mm的不锈钢丝弯制。

2）先用雕刻刀将石膏模型颊侧两牙的邻接点下方龈乳头处修去0.5～1.0mm。

3）取一段不锈钢丝，将末端磨圆钝或加焊银呈小球状后，用梯形钳或尖头钳将钢丝末端弯曲成略小于90°的弯钩，然后将钩状末端卡入两牙接触点的龈方，再沿颊外展隙折向𬌗面至舌腭侧形成埋入基托内的连接体。

3. 箭头卡环　又称亚当斯卡环。由横梁、近远中箭头及连接体组成。

（1）功能　主要用于恒磨牙，也可设计在乳磨牙、前磨牙、切牙或尖牙上，主要是利用横臂梁连接的两个类似箭头的突起卡抱在基牙颊侧近远中倒凹处起固位作用。适用于对支抗和固位要求较高的患者。箭头卡环有多种变异形式。

（2）制作方法与要点

1）常用直径0.7～0.9mm的不锈钢丝弯制。

2）先用雕刻刀刮除石膏模型上基牙颊侧牙颈部近远中邻间隙龈乳头区的石膏，深约0.5mm。

3）取一根约8cm长的不锈钢丝，按基牙颊面近远中宽度，用铅笔在钢丝的中段做记号，两记号间是箭头卡环的横臂梁，然后用梯形钳沿记号将钢丝两端弯向同一方向，使之形成两个略小于90°的角。

4）在距两内角顶2～3mm处，用尖头钳将钢丝向反方向弯曲180°，形成两个箭头，再用钳喙夹住箭头平面制作与基牙牙长轴成45°、与横臂梁亦成45°的弯曲，使箭头平面紧贴楔状隙的牙面上。

5）使卡环桥部稍离开基牙的颊面1cm，最后将两游离端沿接触点颊侧，越过外展隙至舌腭侧后离开模型约0.5mm形成埋入基托的连接体。

4. 其他固位装置　活动矫治器的固位体还有连续卡环、杜伊辛斯卡环、短唇弓等。

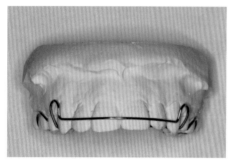

图6-10　唇弓

（二）加力部分的制作

活动矫治器的加力部分是指矫治器对错位牙施加矫治力发挥矫治作用的装置。临床常用的装置有唇弓、各类弹簧、螺旋器、弹力橡皮圈和永磁体等。

1. 唇弓（图6-10）

（1）功能　主要用于内收前牙关闭前牙散在间隙、减少前牙覆盖；也用于保持和稳定矫治完成后的效果。唇弓上还可焊接弹簧或牵引钩等附件，以矫治各种错位的牙。

（2）制作方法与要点

1）常用直径0.7～0.9mm的不锈钢丝弯制。

2）唇弓的中段一般位于切牙唇面中1/3处，弓丝弧度与前牙牙弓弧度一致，与前牙唇面最凸点接触。

3）在尖牙唇面近中1/3处，将钢丝向牙龈方向弯制两个U形曲，曲的宽度为尖牙唇面近远中宽度的2/3，其高度应距尖牙龈缘4～5mm，并离开组织面1.0～1.5mm。

4）钢丝末端在尖牙与第一前磨牙之间，经外展隙越过𬌗面进入舌（腭）侧形成埋入舌腭侧基托的连接体。

2. 双（三）曲簧（图6-11）

（1）功能　可推舌（腭）侧错位牙向唇颊侧移动，临床上常用于矫治舌（腭）向错位的牙。此簧的游离臂应置于被移动牙的舌侧龈缘处，长度与牙冠宽度基本相等。

（2）制作方法与要点

1）常用直径0.4～0.6mm的不锈钢丝弯制。

2）取一段长约5cm的不锈钢丝，用细丝钳先弯制第一个曲，注意其弧度要与牙颈部形态一致，长度与牙的近远中宽度基本相同或稍短；再用细丝钳于远中侧边缘3/4处回转形成第二个曲（有需要时，按同样的要求弯制第三个曲）。应注意两个曲的转折处一定要圆钝，不能形成锐角。

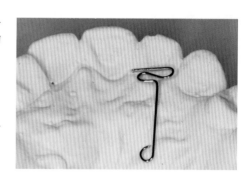

图6-11　双（三）曲簧

3）平行的双（三）曲弹簧平面形成后，用梯形钳在弹簧平面中央处夹住双（三）曲弹簧平面，将钢丝向下弯成圆滑的90°角后形成连接体。

4）连接体的末端弯成小圈，其弧度与黏膜一致，并离开黏膜约0.5mm，只将其后2/3埋入基托内。

3. 扩弓簧（图6-12）　又称分裂簧。

（1）功能　分裂簧置于腭中缝相当于第一、第二前磨牙处，在第一、第二磨牙处腭中缝同时也放置一形状为M形的分裂簧，通过打开不锈钢丝簧曲，可以扩大牙弓。

（2）制作方法与要点

1）上颌常用0.9～1.0mm的不锈钢丝，下颌常用0.8mm的不锈钢丝弯制。

2）可弯成单菱形、双菱形或U形等形状，其大小与形状应根据其所安放的位置和所起作用不同而进行设计选择。

3）弯制时，先用日月钳或梯形钳形成菱形的尖端，然后根据设计，于钢丝两端对称处将钢丝两端弯向内，形成一菱形，再于两侧钢丝交叉处各自向外弯曲，形成菱形开口，钢丝的末端再向外弯成波浪状，形成小连接体埋入基托内。

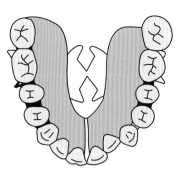

图6-12 扩弓簧

4）弯制好的分裂簧各部分应离开黏膜1mm左右，以免加力时压迫黏膜；同时，为便于调节加力，分裂簧应充分暴露于基托外，离开基托3～4mm。分裂簧的开口位置，根据其作用不同而进行选择。

5）基托先整体制作完成后，再剖开需要分裂部位的基托。

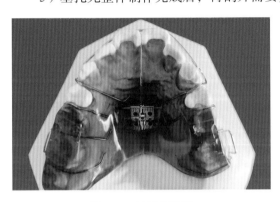

图6-13 扩弓螺旋器

4. 扩弓螺旋器（图6-13）

（1）功能

1）扩大双侧牙弓，螺旋器常置于牙弓中线处。

2）扩大单侧牙弓，螺旋器置于需扩大牙弓侧。

3）前牙及前牙弓唇向开展，螺旋器与牙弓前部垂直，基托前后分裂。

4）推磨牙向远中，螺旋器与牙弓后部平行，基托局部分裂。

（2）制作方法及要点 见螺旋器分裂基托矫治器制作。

5. 其他加力装置 活动矫治器中，加力装置还有U形簧、环圈簧、爪簧、指簧、橡皮圈等。

（三）连接部分的制作

1. 功能及使用特点 活动矫治器通过连接部分，将固位部分与加力部分连接成一个整体，从而发挥矫治力的作用。临床常用的连接装置有基托、环托、腭杆、舌杆或唇（舌）弓等形式。

2. 制作步骤和要点

1）临床一般选用室温自凝树脂制作基托，也可选用热凝树脂制作。

2）基托外形与活动义齿基托相似，厚2.0～2.5mm，厚薄均匀，表面光滑，无气泡或结节。牙龈边缘应做适当缓冲以减少龈缘炎的发生。基托下缘与后缘要圆滑，基托组织面与黏膜组织应紧密贴合。在需要舌侧移动的牙齿舌侧，基托需作适当调磨。

（四）涂塑自凝塑料的方法

1. 笔积法

（1）弯制好钢丝部分后，在模型上画出基托边缘线。

（2）涂分离剂，固定钢丝。

（3）笔积操作

1）用细毛笔蘸液态单体后，笔尖接触粉末，使粉末形成团状。

2）迅速将团状粉末涂布模型表面形成基托，为避免形成气泡，应逐层涂布。

3）随时用纱布擦除笔尖上已硬化的塑料。

4）基托在10～20分钟初步硬化，不能立即从模型上取下，以免变形。此时可将模型在热水中交替浸泡5～6次以保证基托完全硬化。

5）操作完成后，要将笔清洁。若笔尖硬化，在丙酮或单体中浸泡一个晚上即可。

2. 撒粉法　前面第1、2步与笔积法相同。第3步，将粉末撒在制作区域内，用吸管吸取单体滴在粉末上，逐步完成，为保证基托完全硬化，也应将模型在冷水—热水中交替浸泡5～6次。这种方法做出来的基托表面光滑，打磨方便，节约材料。

五、银　焊

临床上正畸矫治器制作中所需的焊接多为银焊，常用的器械是微型气体焊枪，一般使用丁烷或液化石油气作为燃剂。焊接步骤如下。

（1）清洁焊接面　磨光以去除焊接面的油脂及氧化物。

（2）调节焊接火焰　焊接火焰需要调节为高度适当的尖细焰，火焰分为外焰（深蓝色的氧化焰）、内焰（淡蓝色的还原焰）、焰心（未完全燃烧的气体），外焰燃烧最充分，温度最高。

（3）为了减少焊接面的氧化，应该在背光地方使用淡蓝色的内焰尖端进行焊接。

（4）焊接前，应在焊接面添加焊媒，在火焰上加热使之熔解以保护焊接面。

（5）在需要焊接的一端先加焊银，还原焰加热，使其熔附在焊面。

（6）将需要焊接的另一端预热，靠近有焊银的部位，还原焰同时加热，焊银熔化包裹两端焊接面，即撤离火焰，浸水冷却后检查焊接质量；操作中注意操作支点稳固，保证焊接位置的准确。

六、常用活动矫治器制作及其应用

（一）螺旋器分裂基托矫治器和支架式扩弓螺旋器（图6-14）

1. 功能及特点　根据正畸螺旋器各自所存的部位而有不同的作用（见前扩弓螺旋器）。根据施加力量不同，螺旋器分裂基托矫治器可以扩展腭中缝、移动单个牙齿或一组牙齿等。

2. 制作步骤和要点

（1）螺旋器分裂基托矫治器制作步骤及要点

1）首先设计可靠的固位装置，将螺旋器根据需要置于石膏模型上相应的位置，应离开组织面2～5mm。

2）模型组织面涂布分离剂；在放置螺旋器的组织面铺1～2mm厚的蜡片。

3）用蜡封住螺旋器的孔隙，注意防止孔隙被塑料包埋。

4）按照划定的区域涂布自凝塑料，与牙齿接触的基托边缘应密合，以保证加力的效果。

5）基托在制作完成后再剖开基板。

（2）支架式扩弓螺旋器制作步骤及要点

1）恒牙期，首选在A6A4B4B6（即上颌双侧第一前磨牙及磨牙）各牙上做带环，乳牙期可选择乳磨牙。

2）将试好的带环戴入牙上暂时不固定取印模，脱模后取下带环，按原位用蜡固定在印模中，灌注石膏模型，带环被翻制在石膏模型上。

3）选用直径1.2mm的不锈钢丝，弯制支架与带环舌侧焊接。

4）焊接时注意保护好扩弓螺旋器。

5）扩弓螺旋器不得紧贴上腭黏膜，防止扩弓后压迫上腭黏膜；也不宜因位置远离上腭影响舌的运动。

6）焊接后取下支架式扩弓螺旋器，打磨抛光，注意防止支架变形。

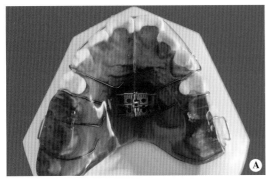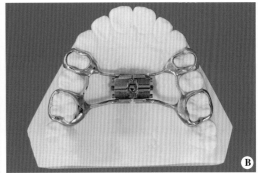

图6-14 螺旋器分裂基托矫治器（A）和支架式扩弓螺旋器（B）

（二）𬌗垫式活动矫治器（图6-15）

1. 功能及特点 利用𬌗垫式活动矫治器，可纠正前牙反𬌗及解除咬合锁结关系。要求患者进食时必须戴用矫治器，𬌗垫厚度以解除上下颌前牙反覆𬌗为度，咬合面可为仅雕刻沟槽的非解剖式𬌗垫，也可为使下颌处于切对切后退位置的解剖式𬌗垫。

2. 制作步骤和要点

（1）设计固位卡环，可以在磨牙或前磨牙放置箭头卡环或单臂卡环。

（2）模型组织面涂布分离剂后，用蜡在模型颊面固定卡环。

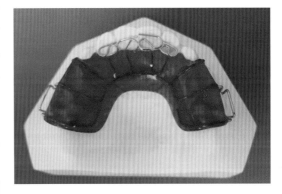

图6-15 𬌗垫式活动矫治器

（3）调拌并涂布自凝塑料，𬌗垫范围包括所有除矫正牙之外的后牙，应覆盖后牙牙冠𬌗面、全部舌侧面及颊面𬌗边缘部分。

（4）由于𬌗垫有压低对颌牙的趋势，所以𬌗垫高度以上下颌牙分开1～2mm为宜，上下前牙离开最多不超过2.0mm。

（5）前牙的反𬌗解除后，逐步调磨后牙区𬌗垫，每次磨除0.5～1.0mm，直至完全磨除。

（6）需要上颌前方牵引者，可在两侧尖牙近中区增加两个牵引钩，与前牵面具配合使用。如需进行颌间牵引，可做平面式𬌗垫，以利于颌间关系的调整。

（三）平面导板矫治器

1. 功能及特点 适用于矫治后牙高度不足的低角型深覆𬌗病例。当下颌前牙咬在导板上时，具有压入下颌前牙和升长后牙的作用。高角患者慎用。

2. 制作步骤和要点

（1）设计固位体，可以在A3B3放置单臂卡环或在A3A2和B2B3之间放置邻间钩。

（2）模型组织面涂布分离剂后，用蜡在颊面固定卡环于模型上。

（3）调拌并涂布自凝塑料，在腭侧基托的前缘加厚形成平面导板，导板与𬌗平面平行，导板左右径应达到两侧尖牙的远中，前后径为7～8mm。

（4）当下前牙咬在平面导板时，接触应均匀，上下后牙离开2.0～3.0mm。制作完毕取下打磨抛光。

（5）平面导板根据后牙接触的情况应逐次加高，直到深覆𬌗解除为止。

（四）斜面导板矫治器

1. 功能及特点　适用于上颌正常、下颌后缩的远中错𬌗。由于斜面导板使后牙脱离接触，所以具有矫治深覆𬌗的作用。

2. 制作步骤和要点

（1）同平面导板矫治器制作。

（2）同平面导板矫治器制作。

（3）调拌并涂布自凝塑料，在腭侧基托的前缘加厚形成斜面导板，导板与𬌗平面呈45°～60°；导板左右径应达到两侧尖牙的远中；前后向，应在下切牙正中咬合时，下切缘咬在斜面导板后缘之前2～3mm处。

（4）斜面导板使后牙也脱离接触，离开距离视咬合情况而定，不宜过大。制作完毕，取下矫治器打磨抛光。

（五）下颌塑料联冠式斜面导板

1. 功能及特点　是一种矫正前牙反𬌗的装置，全部由塑料涂塑而成。用于乳牙期多数前牙反𬌗及部分或个别早期萌出的恒切牙反𬌗，尤其是反覆𬌗较深反覆盖不大的前牙反𬌗。戴用斜面导板2～3个月后，若效果不佳，应改用其他方法，否则磨牙将伸长。

2. 制作步骤和要点

（1）修整模型，填补倒凹，模型组织面涂布分离剂。

（2）调拌并涂布自凝塑料，塑料要包裹下前牙牙冠的唇、舌侧。

（3）斜面与上前牙长轴呈45°或稍小。

（4）斜面导板应避让上前牙舌侧牙龈。

（5）制作完毕取下打磨抛光，并用氧化锌粘接在牙冠上。

（6）斜面导板需要注意观察疗效，随时调磨或加大斜面导板斜度。

七、活动矫治器的使用要求

用活动矫治器矫治错𬌗畸形时，需要患者积极配合，方可获得满意的疗效。治疗前应充分了解患者的心理，调动患者和家长的积极性和主动性。

1. 初戴活动矫治器的注意事项

（1）检查矫治器质量，包括矫治器的固位、加力弹簧与唇弓的位置与加力大小、基托是否与黏膜密贴，有无翘动等。

（2）一般要求吃饭时取下活动矫治器，饭后再戴入口腔。使用𬌗垫式活动矫治器矫治反𬌗时要求患者进食时也佩戴矫治器，饭后取下洗刷干净后再重新戴入。

（3）矫治器塑料基托不能用沸水烫洗或乙醇浸泡擦拭，可用牙膏刷洗或义齿清洁剂浸泡，不用时放入冷水中保存。

2. 活动矫治器加力

（1）加力大小要合适。

（2）加力间隔时间：活动矫治器一般每隔2周复诊加力一次，慢速扩弓矫治器每隔2～3周复诊为宜，平面与斜面导板矫治器可以每隔4～6周复诊。

第3节 功能矫治器及其制作技术

一、概　述

功能矫治器是一种本身并不产生任何机械力，通过改变口面部肌肉功能，从而促进正常咬合改建、引导颌骨发育及调整颅面生长的矫治器。功能矫治器绝大多数是可摘式活动矫治器，如肌激动器、功能调节器、生物调节器，此外还有固定功能矫治器，如Herbst矫治器、Forsus矫治器等。

（一）功能矫治器的类型

功能矫治器发展有二百余年历史，其设计种类繁多，临床上常将功能性可摘矫治器归纳为以下三大类，即简单功能矫治器、肌激动器和功能调节器。

1. 简单功能矫治器　此类矫治器直接将肌力传递到牙齿，包括下前牙联冠式斜面导板、上颌平面导板、上颌斜面导板、唇挡、前庭盾等。

2. 功能性矫治器（functional appliance）　这一类矫治器通过改变下颌位置刺激咀嚼肌群，由此产生的力传递至牙、颌骨，起到功能性颌骨矫形作用，包括肌激动器、头帽口外弓肌激动器、生物调节器、双𬌗垫矫治器等。主要用于矫治青春发育高峰期Angle Ⅱ类错𬌗畸形。

3. 功能调节器（FR）　与传统的肌激动器不同，功能调节器虽然改变了下颌位置，但是其主要通过颊屏、唇挡消除唇颊肌的压力，改变肌肉的内外平衡，从而影响牙弓、颌骨的发育。

（二）功能矫治器的作用机制

功能矫治器的作用机制涉及口颌系统的各个方面，对颌骨、牙槽骨和肌肉都有不同的效应。

1. 颌骨的生长改良　功能矫治器最主要的目的是希望通过矫治器改变上下颌骨生长方向和生长量，从而协调上下颌骨关系。虽然目前对于功能矫治器的长期骨性效应尚存在争议，但较倾向的看法是功能矫治器对错𬌗畸形确有临床疗效，尤其是对生长发育高峰期的患者疗效更为显著。

2. 牙-牙槽骨的变化　功能矫治器可以选择性地控制上下颌牙的垂直高度。通过差异性促进或抑制前后牙的垂直萌出，能在一定程度改善上下颌骨的矢状向关系。

3. 口周软组织的变化　除了骨性和牙性效应之外，功能矫治器还对唇、舌升降颌肌群等口周软组织产生作用。这些作用来源于戴功能矫治器所产生维持静态的肌张力或激起肌活动所产生的力，从而改变口面肌肉对牙和颌骨所施力的大小、方向和作用时间，如颊屏等有时对肌肉力形成一种屏蔽作用，使得口颌系统的神经-肌肉环境更有利于牙𬌗、颅面的正常发育和生长。

二、简单功能矫治器

（一）前庭盾

前庭盾是一种用树脂制作的形似盾牌的功能性活动矫治器。主要安放在口腔前庭，其内侧面只与前牙区接触，用以调节唇颊肌的压力及封闭口腔前庭。

1. 功能及特点　前庭盾适用于口呼吸、咬物、咬指习惯的矫治，还可应用于上颌前突、牙弓狭窄及替牙早期下切牙舌倾的矫治。前庭盾应尽量多戴用，一般除吃饭和进食外全天戴用，戴用时上下唇应尽量闭合，并反复训练。前庭盾还可产生引导下颌向前的作用。对于有鼻呼吸功能障碍患者，需要

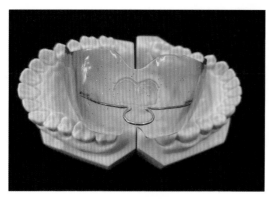

图6-16 前庭盾

先治疗好鼻部疾病后方可使用。

2. 制作步骤及要点（图6-16）

（1）要求印模精确度及伸展范围与全口义齿印模接近。

（2）取得对刃咬合记录，将模型与蜡𬌗对好后上𬌗架，并用铅笔在模型的黏膜转折处画出前庭盾的边缘伸展范围，上下缘应离开黏膜转折处1.5～2.0mm，后缘应伸展至最后磨牙的远中邻面，唇颊系带注意缓冲。

（3）前庭盾的内侧面只有中切牙区或中、侧切牙区（包括牙槽、牙龈黏膜）与组织面接触；从尖牙向后内侧面应离开牙弓颊面2～4mm。

（4）按以上要求完成前庭盾蜡型后，先将模型退回正中颌位，再将相当于下前牙区的蜡型边缘压贴至距前庭牙槽黏膜1.5～2.0mm的位置，防止闭唇时影响前庭盾固位。

（5）需要进行唇肌功能训练时，可在前庭盾前部用钢丝做一牵引环，作为唇功能训练器。

（6）前庭盾可以在两侧至尖牙远中，上下缘至龈缘部或上下前牙唇面龈1/3处，形成长方形的开窗。开窗前庭盾可以内置加强丝。

（二）唇挡

唇挡是一种破除咬唇习惯或加强支抗的装置，由钢丝和树脂涂塑而成。

1. 功能及特点 适用于纠正咬下唇习惯；向远中移动磨牙；加强下颌磨牙支抗。一般要求24小时戴用，达到矫治目标后，仍应继续戴用一段时间以巩固疗效。

2. 制作步骤及要点 以下颌唇挡为例。

（1）选用直径1.0～1.2mm的不锈钢丝制作。

（2）下颌第一磨牙或第二磨牙的带环颊面管近中，用不锈钢丝弯制Ω或U形曲，抵住颊面管近中。

（3）在制作唇挡的相应部位（下前牙牙冠唇面龈1/3以下至前庭沟底），铺垫2～3mm厚的蜡片，须避开系带区和黏膜转折，按图弯制支持钢丝后，用自凝树脂涂塑唇挡，宽为6～8mm，厚为2.5mm。其余部分钢丝应调整至后牙牙冠中份，离开牙面4～5mm。

（4）除（3）的方法外，还可直接将塑料管套在钢丝上形成，并且可以调成高、中、低三种位置，分别产生不同的效果。

（5）上颌唇挡需要在上颌活动矫治器的唇弓前上方，焊接3～4根长的不锈钢丝，游离终端直达下颌前牙唇侧，但不得与牙面接触，用自凝塑料包埋游离终端制成挡板。

三、功能性矫治器

（一）肌激动器

肌激动器由Andresen于1908年设计，故又称Andresen肌激动器。随后，在长期的临床应用过程中又经过不断的改良和完善，主要用于矫治青春期发育高峰期Angle Ⅱ类错𬌗，其通过下颌前移及控制牙的垂直向萌出，使颌骨的矢状关系、垂直关系得以改善。其可用于矫治早期Angle Ⅲ类错𬌗、Angle Ⅱ类错𬌗第2分类和开𬌗等错𬌗畸形。由于肌激动器体积较大，戴入后影响发音和休息，初期阶段每天戴3～4个小时，当逐渐习惯后应增加戴用时间，每天确保戴用至少14小时，每4～6周复诊一次。

1. 功能及特点 肌激动器的主要作用是刺激下颌骨矢状向、垂直向生长及通过𬌗力传导抑制上颌矢状向生长。肌激动器的矫治力来源于咀嚼肌，在口内也主要依靠咀嚼肌松散固位。Angle Ⅱ类错𬌗在戴入肌激动器后，下颌被引导着向前、向下，咀嚼肌群的平衡被打破。肌激动器的主要结构是基托和诱导丝，上下基托相连，前牙区形成下切牙塑胶帽。若塑胶帽仅压住下颌切牙切缘，则在阻碍下颌切牙垂直萌出的同时不影响其唇向移动；若不需要下颌切牙唇向移动，塑胶帽应包盖过下颌切牙切缘约1/3。后牙区相应的基托部分有牙萌出的导面，通过调磨塑胶导面，可以控制和引导后牙的垂直向萌出。

2. 制作步骤及要点

（1）咬合重建 用𬌗蜡记录下颌拟改变后的位置。对于Angle Ⅱ类错𬌗，下颌前移的程度以使Angle Ⅱ类错𬌗磨牙关系改变为中性甚至偏近中为准。若需前移较多，可分次前移，即每次前移3～4mm；下颌垂直打开应超过息止𬌗间隙，一般在磨牙区分开4mm左右。对于Angle Ⅲ类错𬌗，下颌应尽可能后退，前牙区打开1～2mm为宜。一般而言，下颌前移量与下颌打开量之和在8～10mm。

（2）上𬌗架 按照咬合记录上𬌗架，为便于操作，应将模型反向（即前牙对着𬌗架的后部）或侧向上𬌗架（图6-17）。

（3）诱导丝的弯制 一般由直径0.9～1.0mm的不锈钢丝弯制，可弯制成普通的双曲唇弓，也可弯制成曲向远中的水平曲构造。Angle Ⅱ类及Ⅲ类错𬌗患者的诱导丝设计有所差异：Angle Ⅱ类错𬌗患者一般用普通的双曲唇弓，诱导丝置于上颌前牙唇面；Angle Ⅲ类错𬌗患者的诱导丝置于下颌前牙唇面，唇弓与下切牙中1/3与颈1/3交界区接触。将弯制好的弓丝用蜡固定在模型上。

（4）基托制作 首先应根据设计要求在模型上用铅笔画出基托范围，包括上下颌及全部牙的𬌗面部分。调拌自凝塑料分别涂塑上下颌基托，然后再连成一整体。基托范围：上颌至最后一个磨牙，呈马蹄形，露出腭顶；下颌基托止于最后一个磨牙，向下可延伸至口底，所有基托均在舌侧不进入颊侧。

（5）功能性矫治器的完成 塑料硬固后，取下打磨抛光，按照设计要求形成后牙的诱导面和前牙区塑胶帽，并在临床上进行试戴调整。

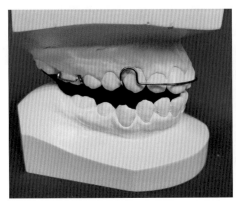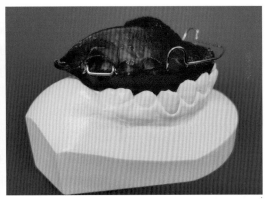

图6-17 肌激动器

A. 肌激动器咬合图；B. 肌激动器示意图

（二）头帽口外弓肌激动器

头帽口外弓肌激动器是在肌激动器上附加口外牵引装置的一种新型矫治器。

1. 功能及特点 在矢状向控制上，肌激动器主要促进下颌骨向前的生长发育，但对上颌骨向前发育的抑制作用非常有限；在垂直向控制上，肌激动器促进下颌后牙的萌出，不利于高角型病例的矫治。口外弓能够有效抑制上颌骨的向前生长发育，并且可以通过改变牵引力的方向抑制上颌后牙的萌出。基于以上特点，将口外弓与肌激动器联合组成头帽口外弓肌激动器，主要用于早期Angle Ⅱ类下颌后缩伴下颌平面角增大，或合并上颌前突趋势患者的矫治（图6-18）。口外弓多采用高位牵引，牵引力的方向通过上颌阻抗中心与上颌牙阻抗中心之间，有助于保持𬌗平面的相对稳定，防止其发生向下向

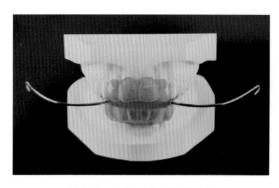

图6-18 头帽口外弓肌激动器

后旋转。替牙期牵引力一般为250～350g/侧，恒牙期为400～500g/侧，保持期则为100～200g/侧。

2. 制作步骤及要点

（1）主要结构是肌激动器（制作步骤见肌激动器）和头帽口外弓。

（2）口外弓用直径1.2～1.5mm不锈钢丝弯制。口外弓可插入肌激动器上的口外弓管内或直接埋入肌激动器两侧尖牙与侧切牙之间的塑料基托内。

（3）上下颌基托覆盖所有牙的𬌗面、切缘，前牙区基托向唇侧延伸包绕牙冠2mm；下颌基托还应尽可能向口底延伸。

（4）上腭部基托可用1.2mm不锈钢丝弯制的腭杆代替。

（5）为了抵消上前牙的舌向力，可用直径0.5～0.6mm不锈钢丝弯制控根双曲簧。

（三）生物调节器

生物调节器（bionator）是1950年由Balters提出的一种调节舌位置、促进唇闭合的功能矫治器。

1. 功能及特点　生物调节器通过钢丝腭杆将双侧塑胶连接成一体，并可借助腭杆调节异常的舌位。下颌塑料基托体积小，唇弓向后延伸形成颊曲，可以撑开颊肌，消除紧张的颊肌张力。生物调节器强调舌与口周肌间的协调作用，主要调节肌肉的功能活动，不垂直向打开咬合。生物调节器有三种类型：标准型、反𬌗型、开𬌗型（图6-19）。要求患者适应后早晚戴用，常规3～4周复诊一次。复诊检查：唇弓与牙齿前部是否略为接触，颊曲与后牙是否维持适当距离；需要增加自凝塑料的部位和需要继续修磨调整部位；检查牙齿萌出和移动的情况等。

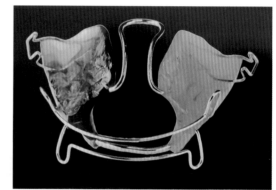

图6-19　生物调节器

2. 制作步骤及要点（标准型）

（1）由基托、腭弓和唇颊弓组成。

（2）常规取模、𬌗重建（前伸至切对切，一般为3～5mm，不打开咬合）、上𬌗架。

（3）腭弓用直径1.2mm的不锈钢丝弯制，从双侧第一前磨牙腭侧近中起将不锈钢丝制成连接体，不锈钢丝至腭部中份弯制成U形腭杆，U形口向前正对第一前磨牙，U形曲的曲端约与上颌第一磨牙远中平齐。U形腭杆必须离开腭部黏膜1mm，以免压迫腭黏膜。

（4）唇颊弓用0.9mm不锈钢丝弯制。唇弓在双侧尖牙唇面中份弯向下并稍向内，向后至下颌第一前磨牙冠颊面颈1/3份时，转向后并与𬌗平面平行，至下颌第一磨牙近中颊尖处转向上，至上后牙冠颈1/3份时再转向前与𬌗平面平行，形成钢丝颊曲（屏）。颊曲应离开牙面3～4mm以便撑开颊肌，使牙弓向颊侧扩大。

（5）划出基托范围，涂布分离剂，上下颌模型铺蜡3～4片，去除需充填塑料区域的蜡片，将腭弓、唇颊弓用蜡固定在模型上，调拌自凝塑料进行涂塑。上牙弓基托位于磨牙区腭侧，宽约5mm，下牙弓基托位于一侧第一磨牙远中到另一侧第一磨牙远中舌侧，宽约5mm。上下基托在后牙区连成一整体，𬌗垫约覆盖牙冠𬌗面舌侧1/2，上颌前部在左右尖牙之间没有塑料覆盖。塑料硬固后取下，打磨抛光。

反𬌗型不同之处在于：①反𬌗型的唇弓位于下前牙唇侧，在尖牙处不做转折；②U形腭杆反向凸向前方；③将下前牙舌侧基托向上扩展至上前牙舌面，使上前牙沿此基托斜面向唇侧移动，而下前牙舌面的基托应缓冲1.0mm，以免下切牙受力向唇侧移动。适用于治疗Angle Ⅲ类错𬌗、下颌前突及所伴有的舌前位。

开𬌗型不同之处在于：①为了防止舌前伸，要求在上颌前牙区放置基托，其高度与后牙区基托高度一致形成马蹄形，但前份基托不与牙及牙槽黏膜接触仅作为舌屏，后牙区应做𬌗垫；②唇弓的水平部位位于上下前牙切嵴之间，促使唇的闭合。用于治疗前牙开𬌗或后牙开𬌗，也可用于颞下颌关节功能紊乱病例。

（四）双𬌗垫矫治器

双𬌗垫矫治器（twin-block矫治器）是1982年Clark教授发明的一种改良肌激动器。它通过功能性前移下颌，刺激下颌骨生长。矫治器由𬌗垫、固位装置、上唇弓和附件组成。

1. 功能及特点　该矫治器适用于矫治替牙期、恒牙早期Angle Ⅱ类错𬌗，下颌后缩，伴有或不伴有上颌前突；也可用于矫治Angle Ⅲ类错𬌗。矫治时机最好开始于生长发育期。初戴的前几天，进食时可取下矫治器，待适应后全天戴用，4～6周后即可开始分次磨低上颌𬌗垫，以促进下颌磨牙向上萌出。一般经4～6次复诊可将上𬌗垫全部磨除，上下磨牙建𬌗。然后再分2～3次磨除下𬌗垫，使前磨牙区建𬌗。磨低𬌗垫时，应保持上下𬌗垫间70°角斜面相互锁结的接触方式。一般使用twin-block矫治器6～8个月，继而使用带有斜面的上颌Hawley活动保持器保持矢状关系，同时让前磨牙萌出。

2. 制作步骤及要点

（1）由上下颌各一可摘斜面𬌗垫矫治器组成，也可根据需要使用口外装置。

（2）制取下颌前伸位蜡𬌗记录　一般下颌需前伸5～7mm，前牙呈切对切关系。如果下颌需前伸10mm以上，应分2～3次前移下颌，每次治疗数月再前伸下颌做𬌗记录，以达到切牙呈切对切的状态。在垂直方向上，前牙间打开咬合约2mm，第一前磨牙区打开咬合5～6mm，磨牙区远中打开约2mm。对于功能性下颌偏斜患者，重建时应对齐中线。

（3）上颌部分　由上颌𬌗垫、螺旋扩大器、卡环和唇弓等组成。在上颌第一前磨牙和第一磨牙上分别放置单臂卡环或箭头卡环；基托中线相当于上颌前磨牙之间处放置螺旋扩大器；在需内收前牙时可常规做唇弓。

（4）下颌部分　由下颌𬌗垫和卡环组成。第一前磨牙放置箭头卡环，切牙间做邻间钩（加银焊形成球形末端）。

（5）涂塑、打磨、抛光　根据蜡𬌗记录上𬌗架，固定好卡环、唇弓、邻间钩或螺旋扩弓器，按设计的范围填充树脂。上颌𬌗垫覆盖磨牙和第二前磨牙面，并在第二前磨牙的近中边缘嵴处形成向近中的斜面，与𬌗平面呈70°。下𬌗垫覆盖前磨牙区，在第二前磨牙的远中边缘嵴处形成向远中的斜面，面与𬌗平面呈70°。上下𬌗垫由此在第二前磨牙区形成上前下后与𬌗平面呈70°的斜面，使矫治器相互锁结，引导并保持下颌处于前伸位置（图6-20）。

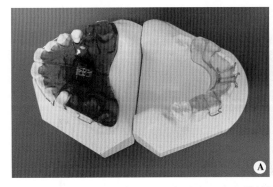
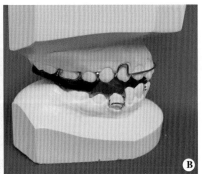

图6-20　双𬌗垫矫治器

A. 正面；B. 上矫治器后

四、功能调节器

功能调节器（FR）是德国医师Frankel在20世纪60年代设计的一种活动的功能矫治器（图6-21）。

1. *功能及特点* FR的主要作用部位在口腔前庭区，其特点是颊屏、唇挡使发育中的牙列免受异常口周肌功能的影响，为牙弓及颌骨发育提供适宜环境，塑料基托引导下颌的位置。功能调节器有FR1、FR2、FR3、FR4四种类型：①FR1用于矫治Angle Ⅰ类错𬌗和Angle Ⅱ类错𬌗第1分类；②FR2用于矫治Angle Ⅱ第1分类和Angle Ⅱ类错𬌗第2分类；③FR3用于矫治Angle Ⅲ类错𬌗；④FR4用于矫治前牙开𬌗。临床常用FR2和FR3。

2. *制作步骤及要点*

（1）矫治器的塑料部分由颊屏、下唇挡、下舌托组成；钢丝部分：上颌有唇弓、尖牙曲、前腭弓、腭弓和支托，下颌有唇挡连接丝、舌托连接丝、舌簧和舌托加固丝。

（2）取印模、制作修整工作模型 为了获得颊屏及唇挡最适当的伸展范围。颊屏及唇挡区修整不足，则基托伸展不够，不能使软组织获得应有的张力；若基托边缘过长，可使软组织发生溃疡。

（3）咬合记录 ①Angle Ⅱ类错𬌗病例，下颌一次前伸不超过2.5～3.0mm。垂直打开量2.5～3.0mm，不能超过切对切，达到允许钢丝跨过间隙不接触牙齿即可。对需要前移较多的患者，应分布推进，以避免肌肉处于明显紧张的状态。②Angle Ⅲ类病例，矢状方向应尽量使下颌后退；垂直方向，咬合打开以解除前牙锁结关系为准。前牙能呈切对切为好。水平方向，功能性下颌偏斜应加以纠正。对不同的患者应按个体状况决定分布后退及打开的距离，且取决于反覆𬌗的深度。对反覆𬌗浅者，打开的程度应使上下前牙之间相距2～3mm，使唇封闭时可以维持最小张力。

（4）根据咬合记录上𬌗架。

（5）在工作模型上用铅笔画出颊屏和唇挡的范围，然后在此范围内覆盖缓冲蜡片，颊屏区铺缓冲蜡厚度取决于牙弓需要打开的程度；下唇挡区铺缓冲蜡厚度取决于该处倒凹的程度，以避免取戴矫治器时损伤龈组织为原则。

（6）按矫治器的设计要求，选用各种不同直径的不锈钢丝弯制唇弓、腭弓、前腭弓、尖牙诱导丝、支托、下颌唇挡连接丝、舌簧、舌托连接丝及加固丝等（图6-21A）。

（7）固定弯制好的钢丝部件时，钢丝与缓冲蜡之间应留有包埋塑料的间隙。

（8）制作颊屏前，应将上、下颌蜡层连接，防止塑料进入𬌗面。

（9）调拌、涂塑自凝塑料，颊屏上颌部分前缘应向前伸展至颊系带前方，达尖牙根部；颊屏下颌部分前缘应伸展至下颌尖牙的远中；颊屏的后缘盖过最后一颗牙（图6-21B）。

（10）为方便操作，宜先做舌托，再做唇挡，最后形成两侧的颊屏。完成后打磨抛光。

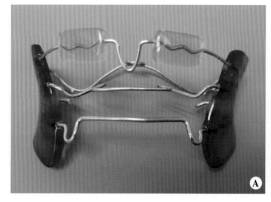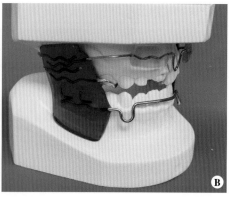

图6-21 功能调节器及咬合重建

A. 功能调节器；B. 功能调节器咬合重建

第4节 矫形矫治器及其制作技术

矫形力是指用于移动牙弓、颌骨或诱发骨组织改建从而刺激颌骨生长的矫治力，其力值大大高于移动牙齿的正畸力。释放矫形力的矫治器可以安置在口内发生作用，但由于力值较大，大多数矫形矫治器需要借助口外头颈部作为支抗来源。

一、快速螺旋扩弓装置

口内矫形力用于刺激颌骨生长从而改善牙弓形态，其常见应用形式是上颌扩弓器，即通过矫形力水平向牵张尚未闭合的腭中缝，刺激骨缝内新骨沉积，从而增加上颌牙弓宽度。许多研究证明牙列拥挤患者的牙弓宽度比无拥挤者窄，使用扩大基骨和牙弓宽度的方法能获得充足的间隙，从而可以排齐拥挤的牙齿，并且可以保持稳定的结果。

1. 功能及特点　一般用于扩展上颌腭中缝，刺激骨缝内新骨沉积。

使用最多的是Hass矫治器（图6-22）和Hyrax矫治器（图6-23）。它们都由螺旋扩弓器及固位装置组成。螺旋扩弓器的矫形力针对上颌基骨力量较大，因此需要有很好的固位。在替牙期或恒牙期，常在上颌两侧第一恒磨牙和第一乳磨牙（第二乳磨牙）或第一恒磨牙和第一前磨牙上粘带环或者采用铸造带环，螺旋扩弓器焊于两侧的带环上。Hass矫治器在螺旋扩弓器两侧增加了塑料基托，可使扩弓产生的力量通过腭盖组织传递到上颌骨，增强腭中缝的扩展效应。

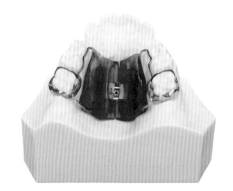 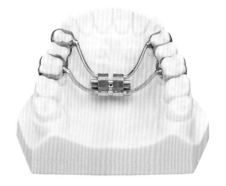

图6-22　Hass矫治器　　　　　图6-23　Hyrax矫治器

2. 适应证　①年龄：螺旋扩弓多用于上颌基骨宽度的扩大，应在腭中缝完全融合前进行，适用于8～14岁的患者，在此范围内年龄越小，骨缝扩开的作用越明显，发生牙周并发症的可能性越小，并且能使颅面生长发育趋于正常化。成年患者使用时必须配合颊侧骨皮质切开术。②拥挤度：主要用于严重拥挤或者严重宽度不调（如后牙反𬌗）病例。③骨性Ⅲ类错𬌗：上颌发育不足进行前方牵引的Angle Ⅲ类错𬌗可以合并使用腭中缝扩展。

3. 扩展速度　①快速腭中缝扩展：快速扩弓每日将螺旋开大0.5～1.0mm（每日旋转2～4次，每次1/4圈），连续2～3周，力的积累最大可达2000～3000g，使中缝迅速打开，然后在扩展装置停止加力情况下保持3个月，使新骨在扩开的中缝处沉积。②慢速扩弓：每周将螺旋打开1mm（每周4次，每次旋转1/4圈），螺旋产生1000～2000g的力，在2～3个月逐渐使中缝扩开。

二、前方牵引装置

上颌前方牵引的目标是促进上颌骨生长发育，最佳时机为6～8岁，此阶段是上颌骨生长旺盛的阶段。上颌前方牵引装置在促进上颌及上颌牙弓向前生长的同时，也可促进下颌骨向下向后呈顺时针方向旋转，故有抑制下颌向前生长的作用，这对上颌发育不足伴有下颌发育过度的低角型Angle Ⅲ类错殆有利。另外，年龄较大的患者在固定矫治器治疗中其可协助移动牙弓向前，尤其适用于整体前移上颌牙弓，但下颌平面角偏高者应慎重使用。

1. 牵引装置

（1）口外部分　由额垫、颏兜及将其连接在一起的牵引架三部分构成，通过额部和颏部提供支抗来进行上颌前方牵引。

（2）口内部分　承受前方牵引力的部位是上颌牙弓及上颌骨，根据牙列发育的不同阶段而有所不同，可以是上颌全牙弓平面殆垫、固定式螺旋扩大器、上颌固定矫治器等，供前方牵引用的拉钩一般位于上颌尖牙处。

（3）施力部分　用弹性橡皮圈连接口内装置的拉钩和牵引架上的拉钩，通过弹力发挥作用。

2. 牵引力　大小和作用时间：乳牙期每侧牵引力350～500g，每天至少持续戴用10小时；替牙期每侧牵引力一般在500g以上，刺激上颌生长；恒牙期常结合口内固定矫治器，如有宽度不足，常配以螺旋扩大器，牵引力每侧350～500g。要求每天持续戴用12小时以上，尽量延长戴用时间。

3. 牵引方向　对下颌平面角较小、反覆殆较深的Angle Ⅲ类错殆，施力点放在上颌磨牙部，向前向下牵引，可在刺激上颌向前生长的同时刺激上颌后部垂直高度的增加，从而使下颌向后、向下旋转，有利于解除反殆；对于下颌平面角较大且反覆殆较浅的Angle Ⅲ类错殆，施力点宜放置在上颌牙弓前部，在向前向下牵引力的作用下，上颌骨前部向前向下生长得到促进，从而在纠正Angle Ⅲ类错殆骨关系的同时垂直向改善覆殆关系。对于下颌平面角正常的Angle Ⅲ类错殆，施力点放置于上颌前部，牵引力方向接近水平为宜。

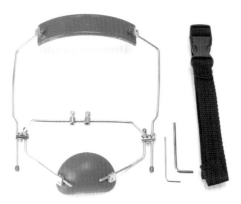

图6-24　面具式前方牵引装置

4. 制作方法及应用

（1）面具式前方牵引装置（图6-24）　面具的支架在两侧耳屏前各形成一向后向外的方形曲。用于调节面具的垂直高度，在口裂水平的横梁上设计有牵引钩，提供牵引部位，牵引钩则焊接于横梁上相当于侧切牙的远中部，牵引钩也可以为直接从颏兜伸出的金属垂直臂。调整面具上的调节曲，可使额垫和颏兜更合适和稳定。面具牵引装置就位后，其金属支架部分应离开面部软组织4～5mm，前方牵引钩应向前离开上下唇2cm左右。

额垫、颏兜的制作：用硬模膏或两层蜡片烤软后分别贴于患者的额部和颏部，制作个别托盘，然后用弹性印模材料取印模，灌注石膏模型，在石膏模型上用铅笔标记出额垫、颏兜的边缘范围，涂分离剂后即可用自凝树脂涂塑形成额垫和颏兜，树脂厚度为2.0～2.5mm，树脂凝固后，在其上钻一些透气孔，打磨抛光。

临床上一般可采用350～1000g的前方牵引力，但要视患者的年龄及耐受程度适当调节，每天戴用时间至少12小时。有条件者可尽量延长戴用时间。

（2）面架式前方牵引装置（图6-25）　各种类型的面架式前方牵引装置，除金属支架结构与面具不同外，其临床应用与面具式前方牵引装置相同。

（3）改良颏帽装置（图6-26）　是由简单头帽或复合头帽，附前方牵引臂的颏兜，连于头帽与颏兜之间的弹力带，前方牵引的橡皮圈及口内装置组成。前方牵引臂是从颏兜向上伸出的两条硬钢丝，其直径为1.2～1.5mm，可在臂中段形成调节曲，以调节臂高度，牵引臂末端形成牵引钩，垂直臂与口内矫正器用橡皮圈连接产生牵引力，橡皮圈在口内可挂于磨牙或尖牙区牵引钩上。

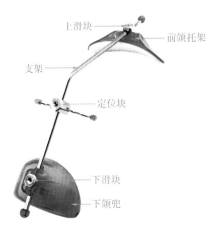

图6-25 面架式前方牵引装置

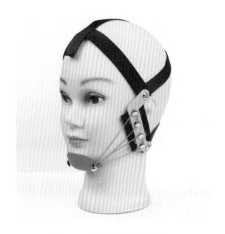

图6-26 改良颏帽装置

三、头帽与口外弓

头帽与口外弓由四部分组成，即口外部分、口内部分、连接部分和施力部分。

（1）口外部分 又称为支抗部分，包括头帽或颈带，通过口外部分放置在头顶、枕部或颈部作为支抗，抵消反作用力，从而发挥作用于颌骨的口外力。

（2）口内部分 承受矫形力作用的口内装置。通常这些装置放置在牙齿上，在矫形力的作用下带动牙和牙槽骨移动，改变颌骨的生长量与生长方向。口内部件可使用固定矫治器带环，也可使用活动矫治器或功能矫治器。

（3）连接部分 口外弓是连接矫治器口内部分与口外部分的连接部件。用硬质粗不锈钢丝制成，由内弓和外弓组成（图6-27）。外弓与口外部件相连，内弓插在磨牙带环颊侧的口外弓管中，或埋入活动矫治器（功能矫治器）的塑料基托中，将向后的作用力传到上颌后牙或牙列上。

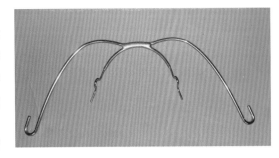

图6-27 口外弓示意图

内弓是用直径为0.9mm或1.0mm的硬质不锈钢丝弯制而成的粗唇弓，它与牙弓形态相一致。根据矫治不同错拾的需要，内弓可有下列几种作用形式：加强磨牙支抗，每侧200～300g牵引力，每天10～12小时；推上颌两侧磨牙向远中，每侧200～300g牵引力；抑制上颌的向前生长，每侧500～800g牵引力，如要取得快速矫形效果，可使用每侧1200～2000g牵引力，每天12～14小时。

外弓是用直径1.5mm以上硬质不锈钢丝制成的由口内伸向口外的一对连接臂，钢丝的中心段与内弓的前牙段形态一致呈弧形，在两侧切牙远中于口裂线平齐处弯向两侧，形成与口角、面颊部形态相一致的弧形臂，两末端弯成与面颊平行或垂直的环圈，以便挂橡皮圈与头帽相连。外弓的中部弧形段与内弓相应部位焊接成一体，即形成完整口外弓。

一般情况下，内弓与外弓应处于同一平面，但有时为了配合牵引方向，将外弓做一定调整，使之与内弓形成向上或向下15°～30°的夹角。临床上常用的是对称口外弓，即内、外弓的长度和方向都是对称的，其传递的作用力大小与方向相同。

（4）施力部分 是头帽、口外弓的施力来源，位于连接部分与口外部分之间。常见的有橡皮圈，置入颈带和头帽中的牵引弹簧等。施力部分加力后，通过连接部分向口内传导作用力，依靠口外部分承受反作用力。

四、注 意 事 项

使用口内矫形力矫治器之前，应用手指仔细触摸矫治器，矫治器的所有边缘都必须打磨光滑。戴入时应注意取戴是否顺畅，伸展是否足够，固位是否良好。戴入后应检查口内软组织有无压迫。初戴矫治器应有适应期，在适应期内暂不激活矫治器上所附的其他功能装置（包括舌簧加力、扩弓、口外牵引加力等）。3天至1周后可试做轻微加力激活唇弓、舌簧、分裂簧、口外牵引等，如果上颌有扩弓螺旋，从第2周开始可教患者自己旋转螺旋。

使用口外支抗类矫治器需严格要求患者的合作，在戴用持续时间及戴用该矫治器的顺序方面要指导患者。

1. 戴用持续时间指导　建立戴用时间记录卡，督导患者。请患者每天做戴用矫治器的时间记录，以引起患者对戴用时间的重视。对年龄较小的患者，应该让家长配合对患儿进行监督和指导，同时也要向患儿及家长充分解释说明患者的合作在矫治效果方面的重要意义。

2. 戴用顺序指导　使用口外支抗类矫治器时，注意教会患者如何戴用；要求患者密切合作，按照戴用顺序精心操作。戴用时应先将头帽和口内矫治器就位后，插好口外弓的内弓于矫治器的颊管内，然后将橡皮圈的一端先挂在面弓的外弓臂端钩上，最后再将其另一端挂在头帽的纽扣上；摘下时按相反顺序先将橡皮圈的头帽端取下，切记嘱咐患者千万不可先摘除口外弓的内弓部分，否则由于橡皮圈的弹性，可使面弓从手中滑脱，内弓的两末端刺向双眼，导致失明或损伤面颊软组织，造成意外损伤，所以医生和患者在使用该矫治器时应注意安全，防止发生意外。

第5节　固定矫治器及其矫治技术

一、概　　述

固定矫治器由带环、托槽、弓丝及其他附件组成。因其能较好地控制牙齿向各个方向移动，矫治效果可靠，不良反应少，而被广泛应用。

早期的固定矫治器，是利用焊有托槽或其他附件的金属带环，粘固于牙齿之上。随着粘接技术的发展，托槽可以直接粘接于牙面上，然后以各种金属弓丝结扎固定于托槽槽沟内，利用弓丝的弹力，使被矫治牙受力而移动。此类矫治器只能由正畸医师装拆调整，患者不能自行摘戴。

固定矫治器种类很多，目前常用的固定矫治器有方丝弓矫治器和直丝弓矫治器。

二、常用器械

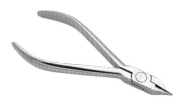

图6-28　细丝弯制钳

1. 细丝弯制钳　也称细丝钳，是最为常用的正畸器械。钳喙细长，一个为圆头，一个为方头，用以弯制精细弯曲，要求所弯制的弓丝直径应小于0.020in[①]（图6-28）。

2. 转矩成型钳　也称方丝转矩钳，用于方形弓丝的弯制，常成对使用。要求所弯制的弓丝尺寸应不超过0.022in×0.028in（图6-29）。

3. Tweed弯丝钳　小梯形半圆钳，钳喙一头为精细的小梯形，一头为凹槽内面的方喙，用以弯制停止曲或Ω曲。要求所弯制的弓丝直径应小于0.022in（图6-30）。

[①] 1in=2.54cm。

4. 末端切断钳　用以切断颊面管远中的过长弓丝，可以保证切断的弓丝不弹射刺伤黏膜。要求所切断的弓丝尺寸小于0.022in×0.028in。应注意及时去除留在钳喙上切断的钢丝，以免损伤钳喙（图6-31）。

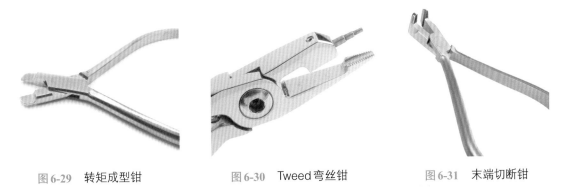

图6-29　转矩成型钳　　　　　图6-30　Tweed弯丝钳　　　　　图6-31　末端切断钳

5. 垂直曲弯制钳　钳喙为对称的梯形板，用以弯制弓丝上不同高度的垂直曲。要求所弯制的弓丝直径应小于0.022in。

6. Kim钳　专门为多曲方丝弓技术设计的钳子，用于多曲方丝弓技术中L形曲的弯制，常用于弯制的弓丝尺寸为0.016in×0.022in（图6-32）。

7. 细丝切断钳　常用于切断托槽上的结扎丝，切断钢丝直径小于0.38mm。不允许用于切断正畸主弓丝（图6-33）。

8. 分牙圈放置钳　用于分牙橡皮圈的放置（图6-34）。

9. 粗丝切断钳　用于切断直径不超过1.2mm的粗钢丝（图6-35）。

10. 游离钩专用钳　用于在主弓丝上放置游离牵引钩（图6-36）。

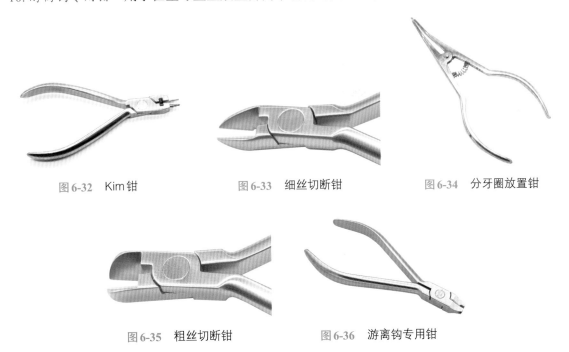

图6-32　Kim钳　　　　　图6-33　细丝切断钳　　　　　图6-34　分牙圈放置钳

图6-35　粗丝切断钳　　　　　图6-36　游离钩专用钳

11. 推带环器　用于推压带环就位至牙冠合适的位置，以及带环完全就位后，推压带环的殆、龈边缘，使之与牙面完全密合（图6-37）。

12. 压带环器　将金属头抵于带环殆边缘或颊面管上，通过手压或适度咬合使带环就位（图6-38）。

13. 托槽定位器　定位器上一般有四种刻度，分别为3.5mm、4.0mm、4.5mm、5.0mm；也有三种刻度的定位器。刻度可协助托槽和颊面管的定位，但需注意定位器在不同牙位使用时的参照平面是不一样的（图6-39）。

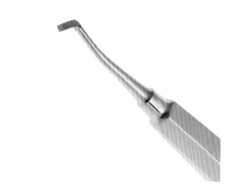

图 6-37 推带环器

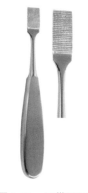

图 6-38 压带环器

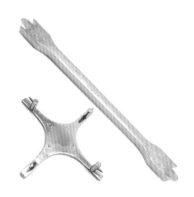

图 6-39 托槽定位器

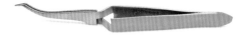

图 6-40 托槽放置镊

14. 托槽放置镊 用于夹持托槽。有些托槽放置镊的另一头可用于托槽微调和去除多余黏合剂（图6-40）。

15. 弓丝成形器 主要用于方丝的弯制成形。成形器上有不同宽度大小的凹槽，分别适用于不同粗细的弓丝成形，根据凹槽的设计，一般有两种类型：带转矩凹槽和零转矩凹槽（图6-41）。

16. 微型弹簧秤或测力计 用于测量弹簧或橡皮圈的施加力值（图6-42）。

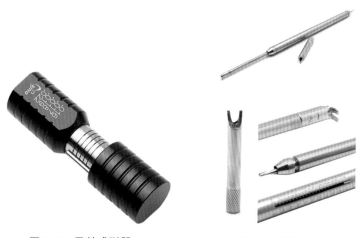

图 6-41 弓丝成形器

图 6-42 测力计

17. 标准弓形图 弯制标准弓形弓丝时参照、对比之用（图6-43），临床中弓形图均为成品，一般用英文标注尺寸。

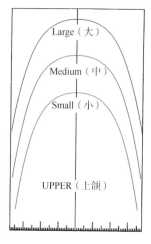

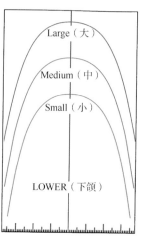

图 6-43 标准弓形图

18. 点焊机和弓丝加热器　用于焊接颊面管或其他附件到带环上；加热器用于热处理弓丝，改变弓丝性能。临床常用点焊加热一体机，其使用非常方便（图6-44）。

19. 喷砂机　以压缩空气为动力将砂料高速喷射到需处理物件的表面，常用于去除托槽底面残留的粘接剂（图6-45）。

20. 压膜机　可用于制作压膜保持器、夜磨牙保护套等（图6-46）。

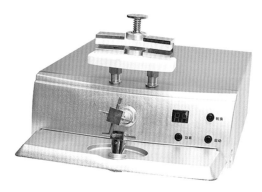

图6-44　点焊机

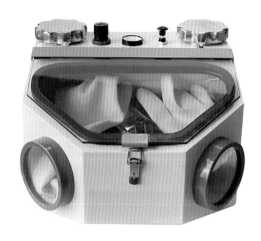

图6-45　双笔式喷砂机

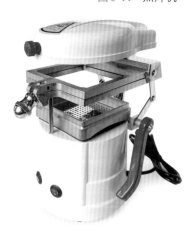

图6-46　压膜机

三、消耗材料

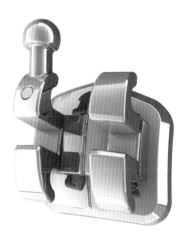

图6-47　托槽

1. 托槽（图6-47）　是固定矫治器的重要组成部分，弓丝通过托槽对牙齿施以各种类型的矫治力。根据加工材料不同，可分为塑料托槽、金属增强塑料托槽、陶瓷增强塑料托槽、金属托槽、陶瓷托槽等，临床上较多使用金属托槽及陶瓷托槽。根据矫治系统的不同，也分为方丝弓托槽、直丝弓托槽、舌侧托槽等。

托槽在中部设计有容纳弓丝的槽沟，槽沟的宽度有两类，一类宽0.46mm（0.018in），另一类宽0.56mm（0.022in）。不同槽沟的托槽需配合相应规格的弓丝使用。托槽的殆龈方为固定弓丝所用的结扎丝沟。而在槽沟周边设计有锁片或盖板以固定弓丝的自锁矫治器，自锁矫治器目前也得到了广泛应用。

2. 带环（图6-48）　由不锈钢片或合金金属片制成，多为成品，也可进行个别制作。成品带环以数值标记大小，带环上颌用"U"标记，下颌用"L"标记，左边用"L"标记，右边用"R"标记。后牙带环颊侧多焊有颊面管和牵引钩。

3. 各种矫治附件

（1）橡皮圈类（图6-49）　常用于颌间牵引。有1/8″（3mm）、3/16″（5mm）、1/4″（6mm）、5/16″（8mm）、3/8″（10mm）等不同内径，同一内径又有粗细之分，可产生不同大小的牵引力。橡皮圈类产品一般以"盎司（oz）①"作为计力单位，分为2.0oz、3.5oz、4.5oz、6.5oz等不同规格。

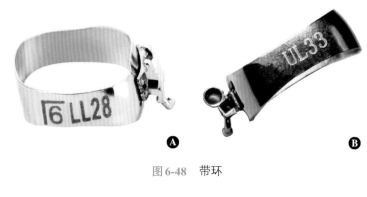

图 6-48 带环

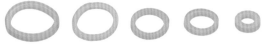

图 6-49 橡皮圈类

（2）橡皮链类（图6-50） 常用于颌内牵引，有长距（L）、中距（M）、短距（S）之分，可根据需要选择使用。

（3）钩、钉类 有舌侧扣（图6-51）、舌侧管、牵引钩（图6-52）、舌侧鞘等。

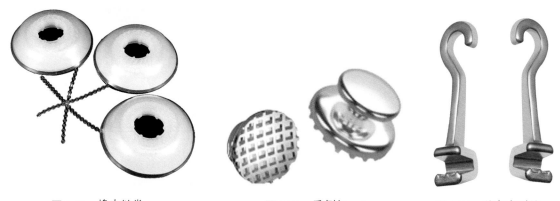

图 6-50 橡皮链类　　　　　图 6-51 舌侧扣　　　　　图 6-52 游离牵引钩

（4）螺旋弹簧类 有扩大螺旋弹簧（推簧，见图6-53）和压缩螺旋弹簧（拉簧，见图6-54）两类，材质有镍钛合金和不锈钢两种。

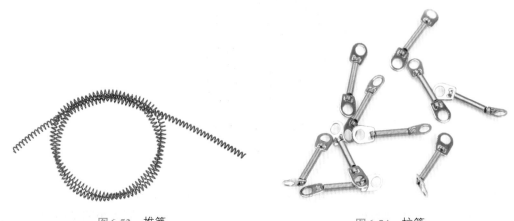

图 6-53 推簧　　　　　　　　　　图 6-54 拉簧

———————————

① 盎司：英制计量单位，英文 ounce，简写为 oz，1oz=28.35g。

4. 粘接剂　种类较多，有混合化学固化型粘接剂、非混合化学固化型粘接剂、紫外线辐射固化型粘接剂、可见光辐射固化型粘接剂等类型。推荐使用光固化型粘接剂，使用后可以有充裕的时间调整托槽位置；也可以几个托槽同时固化，固化完成可即刻放置弓丝。

5. 分牙材料　有分牙簧（由直径0.5mm不锈钢丝制作，见图6-55）、0.6mm分牙铜丝、分牙橡皮圈（图6-56）等。

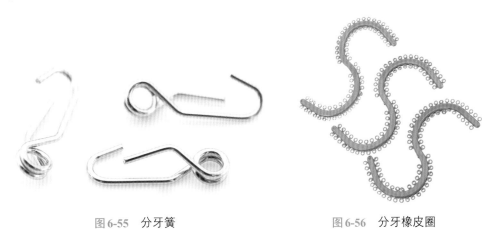

图6-55　分牙簧　　　　　　　　　图6-56　分牙橡皮圈

6. 各种类型的正畸弓丝

（1）弓丝类型

1）镍钛合金丝：有极好的弹性和柔韧性，脆性大，不易弯曲和焊接，一般不能在弓丝上弯制各种矫正曲。在矫治初期用以排齐牙齿，效果很好。有预成圆（方）弓形丝、预成圆（方）摇椅弓形丝和直圆丝三类。

2）不锈钢丝：有较高的强度，不易变形，弯曲性能良好，易焊接。主要在矫治中、后期使用。一般情况下，遵循"先细后粗，先圆后方，先软后硬"的原则使用。多股麻花丝属于不锈钢丝类，但有良好的柔韧性，用于矫治初期排齐牙齿，效果很好。

3）澳丝：系Begg技术中必须使用的一类弓丝，该弓丝兼具镍钛合金丝的弹性优点和不锈钢丝可弯曲、不易变形的优点，弓丝的硬度和弹性之间趋于平衡，易焊接，澳丝仅有圆丝。

（2）弓丝规格（表6-3）

弓丝种类	0.018in 槽沟	0.022in 槽沟
圆形弓丝	0.012in	0.014in
	0.014in	0.016in
	0.016in	0.018in
	0.018in	0.020in
方形弓丝	0.016in×0.022in	0.019in×0.025in
	0.017in×0.022in	0.020in×0.025in
	0.017in×0.025in	0.021in×0.025in
	0.018in×0.022in	0.0215in×0.0275in
	0.018in×0.025in	0.0215in×0.028in

表6-3　常见正畸弓丝规格

7. 各种结扎材料

（1）结扎丝　一般使用直径0.20mm、0.25mm的不锈钢丝进行托槽结扎。

（2）结扎橡皮圈（图6-57）　依据患者的兴趣，有多种颜色可供选择，适合用于能注重口腔卫生的患者。

（3）弹力线　应用于牵引结扎或牙齿扭转结扎。

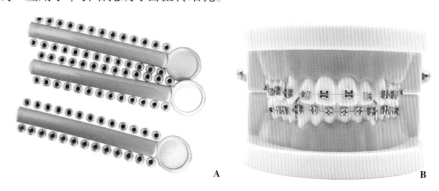

图6-57　结扎橡皮圈

8.口外部件

（1）支抗部件

1）颈带（图6-58）：为一条宽2.5～3.0cm的软质带子，使用时从颈后绕过，两端分别终止于耳垂的前下方，颈带前端有挂钩或纽扣，可与口外弓连接。颈带以颈后部为支抗，适用于低位牵引，其结构简单，戴用舒适。

2）简单头帽：由两条软质带子分别绕过头顶和枕部，于两侧耳郭前上方相连接，连接处有一排带孔的塑料板，可与口外弓连接。简单头帽适用于高位牵引。

3）复合头帽（图6-59）：由顶、枕、颈三部分联合组成。将简单头帽的顶带顺耳前向下延长与颈带相连，同时用带子在头后方中线处将顶、枕、颈三带的中点连接，耳前及下方的带子有挂钩或纽扣。复合头帽适用于联合牵引或水平牵引，由于其有良好的稳定性，可适配较大的口外牵引力或不对称牵引力。

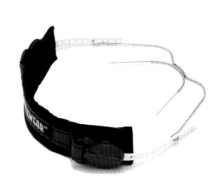

图6-58　颈带

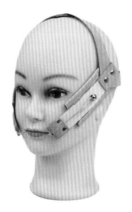

图6-59　复合头帽

4）颏兜：临床上可使用成品颏兜，也可用两层蜡片烤软后做颏部个别托盘取模，然后涂布自凝塑料制作而成。当进行后方牵引时，颏兜对下颌施加矫治力，此时颏兜就是施力部件；当进行前方牵引时，颏兜则为支抗部件。

5）额垫：用于前方牵引的一种额部支抗部件，通常与颏兜联合使用。

6）面具（图6-60）：由额垫、颏兜，以及连接这两者的金属支架、牵引架组成。可分为简单面具与复合面具两种，但简单面具固位稍差。

（2）连接部件

1）口外弓：是最常用的连接部件，用硬质不锈钢丝弯制而成，由内弓和外弓组成。内弓通常与上颌后牙连接并施加向后的作用力，外弓与口外支抗部件相连。

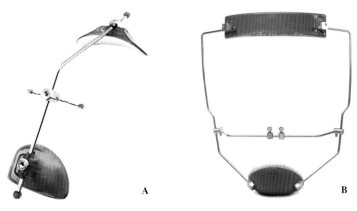

图 6-60 面具

A. 单杆式面具；B. 全可调式面具

内弓：形态与牙弓一致，用直径0.9mm或1.0mm的硬质不锈钢丝弯制而成。内弓后部常做U形曲，当内弓插入带环的口外弓管时，U形曲起阻挡作用，以便将向后的牵引力传至上颌磨牙及整个上颌牙弓。通过调整U形曲，可以水平向控制口外唇弓与上颌前牙的距离，也可垂直向控制口外唇弓与上下唇的关系。内弓也可埋入活动矫治器或功能矫治器的塑料基托中。

外弓：用直径1.5mm以上的硬质不锈钢丝弯制而成，外弓的前段与内弓前段一致并焊接在一起，从两侧侧切牙远中将弓丝垂直向前弯曲，弓丝向前走行1cm后向两侧弯制与面颊部形态相一致的弧形臂。根据不同的要求，弧形臂可以终止于第一磨牙的远中、第一磨牙区、第一磨牙的近中，分别称为长外弓、中长外弓、短外弓。

一般情况下，内弓与外弓应处于同一平面，但有时为了配合牵引方向，外弓可以做一定调整，与内弓形成向上或向下15°～30°夹角。

临床上较常使用对称口外弓（图6-61），即内、外弓的长度和方向是对称的，其传递的作用力大小和方向是相同的。

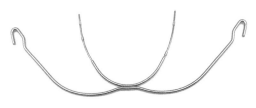

图 6-61 对称口外弓

不对称口外弓（图6-62）与对称口外弓的区别主要在于外弓的形态，形态改变的目的是对牙弓两侧施加不同的作用力。常见的有外弓长短不对称和外弓焊接不对称。前者是将对称口外弓的一侧外弓加长，当两侧施以相同的牵引力时，在长臂侧的内弓可产生大于对侧的向远中的作用力；非对称焊接口外弓是将内外弓焊接部位移至一侧侧切牙和尖牙处，但外弓末端仍处于对称位置，由此可在焊接侧获得较大的向远中的作用力。

2）J形钩（图6-63）：用直径1.2mm的硬质不锈钢丝弯制成J形。其口内端通常固定于上颌弓丝的前牙区两侧，用于内收和压低上前牙、远中移动尖牙等。

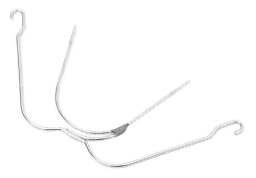

图 6-62 不对称口外弓

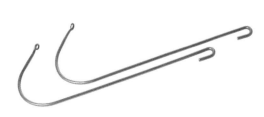

图 6-63 J形钩

四、正畸分牙技术

在装配带环之前，需要对支抗牙的近远中邻面进行处理，使支抗牙与邻牙间产生间隙，以利于安放带环。一般不允许通过切削的手段获得间隙，所以需要一些专用器械和技术来解决这个问题。

（一）橡皮圈分牙法

临床上较多地使用成品橡皮圈进行分牙，可以用分牙钳撑开橡皮圈后，将橡皮圈下段压入邻间隙内，松开分牙钳，让橡皮圈包绕邻接点即可。利用橡皮圈收缩的力量分开邻牙，分牙时间约1周。特别注意取出时仔细检查，防止橡皮圈滑入龈下，引起牙周病变。

（二）分牙簧分牙法

分牙簧由直径0.5mm的不锈钢圆丝弯制而成，包括小圈、短臂和带钩的长臂。簧的长臂部分钩入舌侧邻间隙，簧上部越过𬌗面，短臂部分从颊侧插入邻间隙。利用短臂和长臂合拢的力量分开相邻牙齿。分牙时间为3、4天。

五、托槽粘接技术

除带环外，固定矫治器中的托槽、颊面管、舌侧扣等，通常都利用直接粘接技术粘固于牙齿表面。其基本原理是通过酸处理使釉质表面产生多孔蜂窝状结构，粘接材料渗透入其中，凝固后形成大量树脂突，另外，以同样的原理渗透入正畸附件背板的金属网格形成机械固位，这样就能使矫治器各部件粘固在牙面上。其具体操作方法如下。

（一）牙面清洁

使用毛刷或者橡皮杯装配在慢速手机上，蘸取细浮石粉或牙膏，在牙面上打磨20秒以清洁牙面，特别是粘接区的菌斑、软垢。

（二）牙面酸蚀

吹干牙面，将酸蚀剂涂在牙面上，涂布范围稍大于粘接区域。酸蚀时间一般为30～60秒，氟斑牙的酸蚀时间可适当延长。

（三）牙面冲洗、干燥

酸蚀后用水汽彻底冲洗牙面，隔湿、吹干，此时牙面酸蚀区呈白垩色。酸蚀过的牙面不能被唾液污染。

（四）调制粘接剂

先在牙面上涂布粘接剂底液，不宜太厚，可用气枪吹薄。若使用调和型化学固化型粘接剂，需将各组分调拌均匀。也可使用光固化型粘接剂。

（五）托槽粘接

以光固化型粘接剂为例，在托槽及正畸附件底面涂布适量粘接剂后置于牙面，稍施加压力，使之与牙面紧贴，迅速调整至合适位置，去除多余粘接剂，用光固化灯光照固化。若使用化学固化型粘接剂，则无须使用光固化灯。

六、弓丝弯制技术

1. 钳的握持方法 夹持弓丝时，弓丝应与钳喙呈直角。

2. 锐角的弯制 右手握钳夹持弓丝，左手拇指紧贴钳喙，圆喙置于弓丝内侧，先弯制一直角；然后将钳喙离开直角少许，重复前一动作即可。

3. 平缓钝角的弯制 左手拇指、示指捏住弓丝，稍离开转折区一些，右手握钳夹持弓丝向内侧用力并缓慢移动形成弯曲。

4. 各类弹簧曲的弯制

（1）垂直曲 有开大垂直曲和闭合垂直曲两类；高度一般为7mm；带圈的垂直曲产生的力更柔和、持久。开大垂直曲主要用来开大间隙，特别是两个开大垂直曲组成一个加力单位，可以使牙进行唇向、舌向、扭转、升高和压低等移动。闭合垂直曲可用来关闭间隙。

（2）垂直张力曲 也称大V字曲或泪滴状曲；主要用来关闭间隙。

（3）水平曲 也称L形曲；用于升高、压低及扭正牙齿。带圈水平曲可以使力更柔和、持久。

（4）T形曲 属于水平曲的一种，弹性更好。

（5）匣形曲 用于升高、压低及正轴牙齿。

（6）欧米伽曲 常弯制于弓丝末端颊面管近中端，与颊面管结扎，也称末端结扎曲；置于弓丝前部可作为牵引挂钩。

（7）小圈曲 一般作为牵引钩使用。

七、口内辅助装置制作

1. 腭弓（TPA）（图6-64） 又称横腭杆，有活动腭弓和固定腭弓两类，主要用于加强磨牙的稳定和支抗。使用直径0.9mm的不锈钢丝制作，要求先弯制欧米伽曲部分，腭弓离开黏膜1.0～1.5mm；活动腭弓的末端回折成双股丝，插入带环腭侧面的鞘管中，并结扎固定；固定腭弓的末端用银焊焊接于带环腭侧。

2. Nance腭托（图6-65） 在需要中度支抗时选用，可以增强磨牙支抗、防止磨牙前移，但在内收前牙时要切断腭托。使用0.9mm的不锈钢丝制作，要求先弯制弓丝部分，注意在上腭前部，钢丝应离开黏膜，将钢丝焊接到带环，再制作前部塑料腭托。

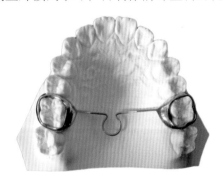

图6-64 腭弓

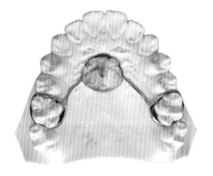

图6-65 Nance腭托

八、常用固定矫治器

固定矫治器是正畸矫治器中的一种主要类型，一般通过粘接或结扎固定在牙面上，具有固位良好，支抗充分，能有效控制牙移动方向等优点，有利于多数牙齿的移动和牙弓的调整，因此固定矫治器得到了广泛应用。目前，常用的固定矫治器有方丝弓矫治器、直丝弓矫治器、舌侧矫治器等。

（一）方丝弓矫治器

方丝弓矫治器于1928年由Angle首先提出。这类矫治器的主要特点是利用方形矫治弓丝与托槽方型槽沟间的作用而施力。方丝弓矫治器具有较高的矫治效能，主要适用于恒牙列的矫治。

1. 方丝弓矫治器的组成　方丝弓矫治器主要由带环、托槽、矫治弓丝及其他附件组成。

（1）带环　方丝弓矫治器常在支抗磨牙粘接带环。带环多为金属制品，可分为两种，一种是焊接有附件的带环，一种是不焊接附件的光滑带环。临床上常用第一恒磨牙的成品带环，并带有颊面管和牵引钩。其他牙也可使用成品带环，也可以个别制作。带环应与牙齿紧密贴合，不妨碍咬合，对牙龈无刺激。

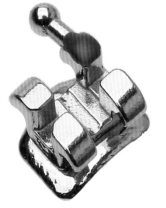

图6-66　方丝弓托槽

（2）托槽（图6-66）　弓丝通过托槽对牙施加矫治力。托槽的中部是容纳弓丝的槽沟，槽沟的宽度和深度有两类：一类是0.018in（宽）×0.025in（深），另一类是0.022in（宽）×0.028in（深）。托槽的𬌗龈方有为固定弓丝所用的结扎丝沟。托槽按照形态可分为单翼托槽和双翼托槽。双翼托槽与弓丝接触面积大，对牙齿的控制效果较好，临床使用更为广泛。托槽的底面为网格状或燕尾状，其目的是更好地与牙面牢固粘接；托槽也可以焊接在带环上，连同带环一起固定于牙面上，多用于托槽直接粘接效果不佳、反复脱落的情况。

托槽粘接的位置正确与否直接影响矫治效果，因此，对托槽在牙面上的高度、轴倾度和近远中位置要求比较严格。

1）高度：指由牙尖或切缘到托槽槽沟的𬌗向底面之间的距离。

一般常用的托槽定位高度如下。

$$
\begin{array}{c|c}
6541 & 1456 \\
\hline
654 & 456 \qquad 4.5mm \\
\hline
\begin{array}{c} 2 \\ 21 \end{array} & \begin{array}{c} 2 \\ 12 \end{array} \qquad 4.0mm \\
\hline
\begin{array}{c} 3 \\ 3 \end{array} & \begin{array}{c} 3 \\ 3 \end{array} \qquad 5.0mm
\end{array}
$$

2）轴倾度：正常排列的牙齿长轴均有一定的倾斜度，托槽粘接时，必须考虑这个因素。

3）近远中位置：托槽的中心与牙冠的唇、颊面中心一致。

（3）矫治弓丝　可根据矫治的设计及槽沟的规格来进行选择。在方丝弓矫治技术中，一般矫治初期使用细圆丝，在关闭间隙、弯制理想弓形时使用方弓丝。

（4）颊面管　根据其底板不同，可以焊接于带环或直接粘接于牙面。颊面管的内径规格有0.018in×0.025in和0.022in×0.028in两种。颊面管可以是单颊面管或双颊面管；通常单颊面管用于下颌磨牙，双颊面管用于上颌磨牙；有时也会使用增加了辅弓方管的三颊面管（用于上颌磨牙），增加了辅弓方管的双颊面管用于下颌磨牙。一般颊面管都设计有拉钩，以方便牵引。第一磨牙颊面管有揭盖式和非揭盖式两种；揭盖式颊面管由一长方形槽沟和一颊侧板点焊组成，当第二磨牙装配带环时，可以用器械将颊侧板去除，此时颊面管就成为一个特殊的托槽。

2. 方丝弓矫治器矫治弓丝的弯制　在方丝弓矫治器矫治弓丝的弯制中，有一些常规要求和方法。如弓丝有三个序列弯曲，是按照矫治牙做不同方向移动的需要而设计的。

在做三个序列弯曲前，先将弓丝调整成具有一定牙弓形态的弧度，并确定弓丝的中点，然后调整弓丝弧度，使其与预成弓形图的弧度一致。

（1）第一序列弯曲　水平向弯曲，用于调整牙齿的颊舌向位置关系。第一序列弯曲主要有内收弯和外展弯。第一序列弯曲在圆丝和方丝上均可弯制。

1）内收弯：所成弯曲的弧度向内凹。用钳子夹紧需做内收弯处，在钳子的近中侧将弓丝弯向舌侧，远中侧将弓丝弯向唇、颊侧，即可完成内收弯弯制。

2）外展弯：所成弯曲的弧度向外凸。弯制方法与内收弯相反，即在钳子的近中侧将弓丝弯向唇、颊侧，远中侧将弓丝弯向舌侧。

上颌弓丝的第一序列弯曲包括在两侧中切牙与侧切牙间弯制内收弯，在两侧侧切牙与尖牙间、两侧第二前磨牙与第一恒磨牙间弯制外展弯，以及在弓丝末端插入颊管后部做舌向的弯曲。

下颌弓丝的第一序列弯曲包括在两侧侧切牙与尖牙间，第一前磨牙近中面后移0.5mm处，以及第二前磨牙与第一恒磨牙邻接部后1.0mm处做外展弯，而无内收弯。弓丝末端亦需做舌向的弯曲。

下颌弓丝开始弯制时，其前部弧形段应离开预成弓形图前部弧形段1mm，以适应上下牙的正常覆盖关系。

（2）第二序列弯曲　垂直向弯曲，用于调整牙齿的垂直向位置关系，可升高、压低牙齿或前倾、后倾牙齿。第二序列弯曲主要有后倾弯、末端后倾弯及前牙轴倾弯。第二序列弯曲在圆丝和方丝上均可弯制。

1）后倾弯：用钳子夹住弓丝需弯制部分，将钳子远中侧的弓丝龈向弯曲30°，钳子近中侧的弓丝𬌗向弯曲30°。后倾弯可以使后牙升高，前牙压低，用于前牙深覆𬌗或后移前牙病例。

2）前倾弯：用钳子夹住弓丝需弯制部分，将钳子远中侧的弓丝𬌗向弯曲30°，钳子近中侧的弓丝龈向弯曲30°。前倾弯可以使前牙升高，后牙压低，用于前牙开𬌗病例。

3）末端后倾弯：在弓丝插入颊管的部位做龈向弯曲。

4）前牙轴倾弯：尖头钳夹住上颌弓丝中点，钳子两侧的弓丝均向𬌗方弯曲；然后将钳子移至中切牙与侧切牙之间夹持，钳子近中侧的弓丝向龈方弯曲，钳子远中侧的弓丝向𬌗方弯曲，但𬌗向弯曲应略大于龈向弯曲。前牙轴倾弯根据托槽粘贴位置、前牙形态选择使用，使矫治过程中切牙保持正常轴倾度，以维持切牙排列的美观。

第二序列弯曲中选用前倾弯或后倾弯，一般依不同类别的错𬌗而定；但是末端后倾弯几乎是除前牙开𬌗外，所有错𬌗矫治的常规弯曲，用以增强磨牙的支抗，并防止磨牙在矫治过程中前移或前倾。

（3）第三序列弯曲　在弓丝上弯制转矩，用于牙齿的控根移动。第三序列弯曲只能在方丝上弯制。

1）根舌向转矩或冠唇向转矩：可使牙根舌向移动，牙冠向唇、颊向移动。

2）根唇（颊）向转矩或冠舌向转矩：可使牙根唇、颊向移动，牙冠舌向移动。

转矩弯曲可在弓丝的前牙段、后牙段或局部牙位上进行，转矩的性质根据牙需要移动的方向而定。在拔牙病例中使用第三序列弯曲可保持牙根平行。

3.临床基本操作步骤　由于错𬌗畸形的临床表现多样化，方丝弓矫治器的矫治方法有很大的灵活性，矫治材料的应用上也具有多样性，但在矫治步骤上仍具有一定的共性。在所有的矫治病例中，可分为拔牙矫治和不拔牙矫治两类，下面以拔牙矫治远中错𬌗病例来说明方丝弓矫治技术的临床基本操作步骤。

（1）排齐和整平牙列　这是第一阶段矫治，此阶段的主要目的是将错位的牙齿排齐，整平牙弓。常用较高弹性的圆丝作为矫治弓丝。当牙齿错位较严重时，则需利用各类弹簧曲进行矫治。

（2）关闭拔牙间隙　这是整个矫治过程中较为关键的步骤。包括尖牙远中移动、切牙舌向移动、关闭间隙、调整上下颌牙弓间关系等内容。

1）尖牙远中移动：可以使用较硬的圆丝或方丝作为主弓丝，用链状橡皮圈或螺旋弹簧牵拉完成，也可以用其他方法远移尖牙。这一步要注意防止支抗丢失太多和尖牙过度倾斜。

2）切牙舌向移动及关闭间隙：使用方丝作为主弓丝，在侧切牙与尖牙间弯制闭合垂直曲或泪滴样曲来关闭间隙。为达到切牙控根移动，需要在切牙段弓丝做根舌向转矩，并与拉切牙向后的力组成一个复合的力，可以产生切牙整体移动的效果。同时，利用弹力橡皮圈做Ⅱ类颌间牵引，调整牙弓间的殆关系。

（3）牙位及殆关系的进一步调整　这一阶段应使用具有良好牙弓形态和牙轴倾度的理想弓丝，配合各类牵引措施，对局部存在的牙轴、牙位及咬合关系异常进行精细调整，使上下牙弓的形态、功能达到较为完善的状态。

（4）保持　矫治基本完成后，先去除上下弓丝，将上下牙弓用结扎丝从一侧颊面管到另一侧颊面管，通过所有托槽进行"8"字形交叉连续结扎固定3～4周。若牙齿和殆关系稳定，改用保持器保持。

方丝弓矫治器具有较高的矫治效能，但由于其结构较为复杂且矫治力较大，主要适用于恒牙列的矫治，对于乳牙列和混合牙列的病例不太适合。

（二）直丝弓矫治器

20世纪60年代，Andrews研究了120名未经正畸治疗的恒牙期正常殆，提出了正常殆的六项标准，并在此基础上于20世纪70年代设计出直丝弓矫治器（straight wire appliance，SWA）。直丝弓矫治器源于方丝弓矫治器。由于没有做到托槽的个别化，方丝弓矫治器需要通过大量的弓丝弯制补偿来完成牙弓内治疗。直丝弓矫治器通过在托槽和颊面管上预成不同的厚度、轴倾角及转矩角，消除了在弓丝上弯制三个序列弯曲的必要性，仅使用一根具有基本弓形的平直弓丝即可完成牙齿三维方向的移动，治疗结束时，弓丝仍完全平直，因此称为直丝弓矫治器，又称预调矫治器。由于临床操作的简化和矫治的准确性，直丝弓矫治器得到了广泛的应用。

1. 正常殆的六项标准　被认为是殆的最佳自然状态，也是正畸治疗的目标。偏离其中某一项或几项，就可能造成殆关系的异常。临床研究表明，自然状态下完全符合这个标准的殆并不常见，正畸治疗后能完全达到这个标准的也不多。

（1）磨牙关系　上颌第一恒磨牙近中颊尖咬合于下颌第一恒磨牙颊沟上，上颌第一恒磨牙远中颊尖的远中斜面咬合于下颌第二恒磨牙近中颊尖的近中斜面上，上颌尖牙咬合于下颌尖牙和第一前磨牙之间。

（2）牙齿近远中轴倾角　轴倾角也称冠角，系牙齿临床冠长轴与殆平面垂线的交角。临床冠长轴的龈端向远中倾斜时冠角为正值，向近中倾斜时冠角为负值。正常殆的冠角都为正值。

（3）牙齿冠转矩　冠转矩也称冠倾斜，系牙齿临床冠长轴的唇（颊）、舌向倾斜度。冠唇（颊）向倾斜转矩为正值，冠舌向倾斜转矩为负值。上颌切牙冠向唇侧倾斜，冠转矩为正值；下颌切牙牙冠接近直立；从尖牙起，上下颌后牙牙冠都舌向倾斜，冠转矩为负值，磨牙比前磨牙更明显，下颌比上颌更甚。

（4）旋转　正常殆应当没有不适当的牙齿旋转。

（5）间隙　正常殆应当有良好接触，没有牙齿间隙。

（6）殆曲线　正常殆的纵殆曲线较为平坦，Spee曲线深度在0～2mm。

由于专利的存在，在Andrews之后设计的类似矫治器比较注意回避"直丝弓"的字眼，代之以使用"预调矫治器"或"预置矫治器"，并常冠以设计者的名字。从广义上讲，凡是托槽中预置三个序列弯曲设计的矫治器都可以被称为"直丝弓矫治器"。

2. 直丝弓矫治器的设计原理

（1）消除第一序列弯曲　通过对托槽及颊面管底板不同的厚度设计，可以在一个标准弓形上调整牙齿的唇舌向位置，避免了在弓丝上的弯曲，消除了第一序列弯曲。

（2）消除第二序列弯曲　通过对托槽的槽沟进行预成轴倾度设计，可以在一个标准弓形上调整牙齿的轴倾度，避免了在弓丝上的弯曲，消除了第二序列弯曲。

（3）消除第三序列弯曲　通过对托槽的托座进行预成转矩设计，可以在一个标准弓形上调整牙齿的转矩，避免了在弓丝上的弯曲，消除了第三序列弯曲。

3.直丝弓矫治器的组成　与方丝弓矫治器的组成相同，所不同的是各部件的特征。

（1）带环　直丝弓矫治器除使用第一恒磨牙成品带环外，通常还要使用第二恒磨牙成品带环。带环上一般焊有颊面管。带环也可以个别制作，要求与牙齿紧密贴合，不妨碍咬合，对牙龈无刺激。

（2）托槽　直丝弓托槽和方丝弓托槽的不同点主要有：①有关牙齿的轴倾角、转矩、旋转和颊舌向关系等数据，已全部制作表达在托槽上。各种不同系列直丝弓托槽的主要差别，就表现在这些数据的差异。②托槽的远中龈向翼上都有永久标志点，用来指示托槽方向。③托槽粘接的位置是牙齿临床冠的中心。在直丝弓矫治技术中，托槽粘接的位置是否正确，直接影响矫治效果。

（3）矫治弓丝　使用原则和顺序与方丝弓矫治器基本相同，只是基本上不需要进行弓丝的弯制。

（4）颊面管　直丝弓颊面管的设计与托槽设计相似，有关牙齿的轴倾角、转矩、旋转和颊舌向关系等数据，已全部制作表达在颊面管上，由于这些数据的差异，形成各种不同系列的直丝弓矫治器类型。

4.直丝弓矫治器的类型

（1）Andrews直丝弓矫治器　Andrews根据不同类型病例设计了12种直丝弓托槽，而且每个牙齿的托槽也各不相同。对一个特定患者，首先要根据拔牙或不拔牙选"标准式"或"拔牙式"托槽；其次要根据患者ANB角的大小区分使用三种不同类型的切牙托槽；最后，对拔牙病例还要根据支抗的大小确定三种不同形式的尖牙与后牙托槽。Andrews的初衷是使矫治器能做到"全程式化"，并适用于每一个特定的患者，但是由于系统繁杂，不利于广泛推广使用，现在已不再使用。

（2）Roth直丝弓矫治器　Roth是正畸功能𬌗的倡导者。功能𬌗是下颌功能运动时𬌗的状态，是正常𬌗的动态标准，也是正畸治疗的目标，其要求如下。

1）正中𬌗即最大牙尖接触位时髁突应位于关节窝正中位置。

2）正中𬌗时后牙均匀接触，𬌗力尽可能沿长轴方向；前牙应稍稍分离，形成后牙对前牙的保护。

3）前伸𬌗时6个上前牙与8个下前牙接触，后牙稍稍分离，形成前牙保护后牙。

4）侧方𬌗时，形成尖牙保护𬌗。

Roth根据多年使用Andrews托槽积累的经验和他倡导的功能𬌗目标，设计了一种适合大部分患者使用的托槽，属于过矫正拔牙托槽，被称为Roth set-up。其托槽包含的角度可以完成牙齿在三维方向的轻度过矫正；允许牙齿轻度倾斜移动；为省去弓丝的代偿弯曲，切牙托槽位置设计稍靠切缘。Roth的做法符合简单实用的原则，大大促进了直丝弓矫治器的推广，Roth设计的直丝弓矫治器也因此成为目前临床上使用最广泛的直丝弓矫治器。

（3）MBT直丝弓矫治器　由McLaughlin、Bennett和Trevisi在1997年设计出MBT直丝弓矫治器。其主要特点：①强调持续轻力，减小了上下前牙，特别是尖牙的轴倾角；②增大上切牙的冠唇向转矩角和下切牙的冠舌向转矩角；③增大上磨牙冠舌向转矩角；④减小了下尖牙和下后牙特别是磨牙冠舌向转矩角；⑤上颌第二前磨牙托槽底座增加了0.5mm的厚度。

MBT直丝弓矫治器作为新一代的直丝弓矫治器，是以持续轻力滑动法移动牙齿的高效能直丝弓矫治体系。对比传统直丝弓技术，其变化主要体现在直丝托槽改进、多种预成弓形、新的托槽定位技术、简化的弓丝序列、有效的支抗控制手段、精确的个别牙调整等方面。

（4）基于正常𬌗中国人牙齿特征的直丝弓矫治器　2006年，曾祥龙等根据中国人正常𬌗牙齿特征设计了Z2矫治器，临床的使用结果证明可以进一步提高矫治质量和矫治效率。

（5）其他直丝弓矫治器　目前临床上还会使用到O-PAK直丝弓矫治器、亚历山大直丝弓矫治器等；另外，为了减低摩擦力，减轻临床操作强度，目前临床上也大量使用根据上述矫治器设计数据研发的不需结扎丝结扎的自锁托槽矫治器。

（三）Begg细丝弓矫治器

Begg细丝弓矫治技术是由澳大利亚正畸医师P.R.Begg创立、研制而成的矫治体系。有别于方丝弓矫治技术和直丝弓矫治技术，Begg细丝弓矫治技术是整体牙移动技术中的一类矫治技术，被称为差动牙移动技术。所谓差动牙移动方式，是指先容许牙冠倾斜移动，然后再进行根的直立，达到间接的整体牙移动。Begg细丝弓矫治技术适用于各种牙齿移动，能够运用最适宜的力量，达到牙齿的最大移动效果，矫治过程顺利而安全。在当今迅速发展的矫治技术中，Begg细丝弓矫治技术的一些重要理念一直被其他矫治技术广泛地吸收采用。Begg矫治技术的原理如下。

（1）殆的磨耗　Begg通过对古澳洲人牙殆的研究发现，牙齿存在广泛的殆面及邻面磨耗，因此推断牙齿咬合不是固定不变的，人的一生中，牙齿都在倾斜地向近中和咬合方向移动。基于这种认识，他不提倡牙齿的远中移动。同时Begg矫治技术要求将前牙矫治成为对刃关系，并且提倡拔牙矫治。

（2）差动力原理　当单根的前牙和多根的后牙之间使用交互微力（如60g）牵引时，前牙相对快速倾斜移动，而后牙几乎不动；而当较大的力用于同一种情况时，则后牙趋于近中移动，而前牙运动受阻。这实际上是不同牙齿对同一种力的"不同反应"，这就是差动力的根本意义。Begg充分利用差动力原理，成功解决了口内支抗问题。在矫治过程中不使用口外支抗是正畸临床学的一个重大改进。

第6节　无托槽隐形矫治技术

一、概　述

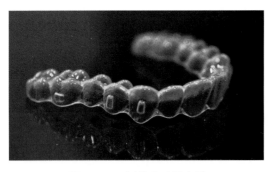

无托槽隐形矫治技术是根据患者的个体牙列生成数字化牙模，由口腔正畸医师利用专门的软件设计最终排牙目标及牙移动步骤，并由此制作出一系列个性化的透明矫治器（图6-67），患者通过按时佩戴、定期更换完成正畸治疗。

最初的无托槽隐形矫治技术是在石膏模型上手工排牙，通过热压膜技术加工透明矫治器，效率低，牙移动精度难以控制，只能矫治简单病例，难以实现矫治器批量加工。

图6-67　无托槽隐形矫治器

现代无托槽隐形矫治技术则是通过数字化扫描技术获取三维数字化牙颌模型，通过软件进行模拟矫治设计，再根据每一步牙齿的改变制造出一系列透明矫治器。患者在医师指导下按顺序佩戴、更换这一系列矫治器，从而完成错殆畸形矫治。无托槽隐形矫治技术是一种口腔正畸治疗技术，从业者应为经过系统的正畸理论与技能学习、具有相当的正畸临床实践经验的口腔正畸医师，其需要掌握颅颌面解剖及生长发育理论，具备牙齿移动生物力学分析技能及系统的口腔颅颌面诊断分析技能等专业能力。医师是开展无托槽隐形矫治技术的主体，在治疗过程中起主导作用。

现代无托槽隐形矫治技术最早于1997年在美国出现，此后国产无托槽隐形矫治系统也相继研发成功。该技术是数字化、三维打印、精细制造、医用生物材料等领域先进成果在口腔医学领域应用的成功典范，满足了正畸患者对矫治器美观性、舒适性、方便性方面的需求，以及医患对疗效的可预测性、可视性的要求，为口腔正畸学诊断和治疗技术带来了又一次革新。

🔗 **链 接**　《口腔正畸无托槽隐形矫治技术指南（2021 版）》简介

　　该指南参考近 5 年国内外无托槽隐形矫治技术的相关专著及文献，并综合无托槽隐形矫治技术指南编写项目专家组全体成员的临床共识编写完成。指南从概述、诊断及设计、常用治疗策略三部分对正畸医师开展无托槽隐形矫治技术提供指导和参考。第一部分概述阐述本指南的编写说明，对无托槽隐形矫治技术从业者提出要求，并提示无托槽隐形矫治技术应用过程中的治疗风险。第二部分诊断及设计对无托槽隐形矫治技术的适应证及选择进行界定，并说明无托槽隐形矫治病例的资料采集要求和矫治方案设计流程。第三部分介绍常用治疗策略，通过对推磨牙向远中、邻面去釉和牙齿分步移动等治疗手段的阐述，对目前临床常用的无托槽隐形矫治策略进行归纳和总结。

二、常用器械

（一）隐形钳

　　1. 泪滴钳（图 6-68）　在透明矫治器边缘，根据牵引的需要在龈方边缘剪出水滴缺口，方便勾住橡皮圈，配合其他粘接附件，达到更佳的牵引效果。配合其他粘接附件，通过牵引使牙齿伸长直至与牙套贴合。泪滴形牵引钩的角度和深度可以根据弹性牵引的方向自由调整。泪滴形牵引钩可以用于Ⅱ类牵引、Ⅲ类牵引、三角牵引、Ⅰ类内收牵引，利用种植体支抗的牵引，以及用于伸长某些牙齿的牵引。

　　2. 圆弧剪孔钳（图 6-69）　在透明矫治器龈向边缘剪出半圆形缺口，为牙面粘接舌侧扣或托槽留出空间。不影响牙套佩戴，还可以减掉需要软组织缓冲的部位，防止牙套压迫牙龈。在中切牙舌侧剪掉部分牙套使得牙套不会压迫牙乳头。圆形剪孔钳可在矫治器龈方边缘打一个半圆形缺口。半圆缺口可放在任何需粘接舌侧扣或者托槽的牙位上。

　　3. 垂直凹槽热成型钳（图 6-70）　在透明矫治器上夹出垂直向的凹陷，提高对扭转牙的控制。利用垂直钳在扭转牙近中或远中线角夹出凹陷来提高对扭转牙的控制。

　　4. 水平凹槽热成型钳（图 6-71）　在透明矫治器上夹出水平向的凹陷，实现对个别牙的转矩加力，同时可以增加对透明矫治器的固位。通过在任意牙齿的唇侧或舌侧龈缘夹出凹陷，来实现对个别牙齿根转矩的加力。在倒凹处或附件龈方夹出凹陷，增加透明牙套或保持器的固位。

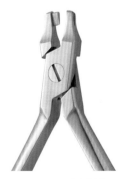 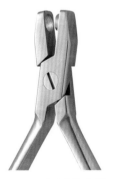 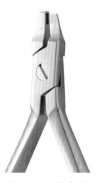 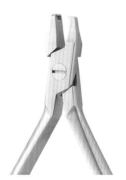

图 6-68　泪滴钳　　　图 6-69　圆弧剪孔钳　　　图 6-70　垂直凹槽热成型钳　　　图 6-71　水平凹槽热成型钳

（二）邻面去釉套装

1. 金刚砂条　分手用和机用两种。手用金刚砂条。一般可以获取0.1～0.2mm的间隙。机用金刚砂条是安装在专用慢速手机上，一般可获取0.1～0.4mm间隙。其优点是去釉效率高，去釉量准确，去釉后牙体形态好。

2. 金刚砂盘　是安装在普通慢速直手机上使用，用于获取0.15～0.40mm的间隙，且相邻牙的邻接关系正常。这种方法去釉效率虽然高，但是有一定的操作危险性，建议使用砂盘保护罩。如果使用网孔状的砂盘，工作区视野会比较清晰。

3. 针状车针　用在高速手机上，主要用于去釉量在0.4mm以上。要在一个邻接区有效地进行邻面去釉，会用到不止一个车针。红标车针用于最初的快速去釉，黄标车针用于抛光和修整牙体外形。

三、无托槽隐形矫治基本步骤

无托槽隐形矫正器的加工工艺流程和治疗流程：①获得数字化模型，可以通过硅橡胶印模经CT扫描获取，也可以通过口腔数字化扫描获取。②通过计算机辅助诊断和设计系统进行模拟矫治方案，模拟出每步矫治后牙𬌗数字化模型，并通过光固化快速成型设备获得每步矫治后牙𬌗实体模型。③通过热压模成型技术，以模拟的实体模型为模板获得一套无托槽隐形矫正器。④交代患者每天除进食、刷牙外都需要佩戴，每隔7～14天更换一副，定期复查，如果因各种原因未达到矫正目标还可以通过重启来修正，最后完成治疗。

四、无托槽隐形矫治临床操作技术

（一）模型制取

1. 硅橡胶法　使用低黏度加聚型硅橡胶、缩聚型硅橡胶、藻酸盐等印模材料，然后通过工业扫描仪获取数字化模型。以硅橡胶印模制取为例，取等量重体印模材料，按生产厂家要求的时间混合搅拌均匀，直至呈现均一的颜色。放入口腔获得初模，然后使用轻体调拌枪在初印中注入轻体。轻体充填完成后，放入口腔后均匀慢压，使托盘充分就位。按生产厂家要求的时间定时获得终模。

2. 口内直接扫描法　使用口内扫描仪直接生成数字化模型。口内扫描仪几分钟内即可精确获取数字模型，不再需要传统的"咬模型"方式，患者舒适感大幅提高，医生更容易把控，模型精度提升明显。扫描完后几分钟内就可初步预览矫正效果，节省时间。此外，口内数字印模可借助数字化分析软件进行牙色测量和数字比色分析，借助CAD软件可更好地分析数字化美学修复（DSD）效果，更方便医患沟通。

（二）邻面去釉

邻面去釉（interproximal enamel reduction，IPR）：又称减径、片切，是正畸治疗中获取间隙、解除拥挤的方法之一，也是无托槽隐形矫治技术中对临床医生要求较高的一项临床操作。

邻面去釉的适应证：①非龋病易感个体；②牙体组织有足够的宽度和牙釉质厚度，且形态适合邻面去釉；③前后牙区的轻度牙列拥挤；④因牙周病等造成的龈乳头缺陷（黑三角）；⑤上下颌牙齿之间的牙量Bolton比不调；⑥牙弓两侧牙齿形态不协调。

一般认为片切的最大厚度不超过原牙釉质厚度的50%才不至于影响牙体和牙周健康。根据此原则，多数牙齿的单侧釉质面最多可以被片切0.5mm，即从第二磨牙近中到尖牙远中的每个接触区域都可以获得大约1mm的间隙。

在临床操作中要注意严格掌握适应证，不可将邻面去釉作为普遍应用的方法，且在非必要情况下尽量避免使用；特别注意在有禁忌证的情况下，如在龋易感和牙釉质发育不良的患者中，不应当使用该技术。

正确的釉质片切技术由如下步骤组成：去釉、间隙测量、改形、抛光和釉质保护。去釉可采用人工方法与机械方法，使用到高速车针（金刚砂车针、钨钢车针）（图6-72）、慢速金刚砂片（单面、双面）（图6-73）、手用金刚砂条（单面、双面）等（图6-74）。

（三）附件粘接

附件是无托槽隐形矫治技术的常规辅助装置，通常指粘接在牙

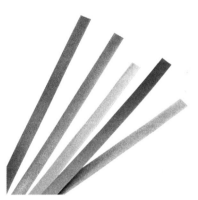

图6-72　邻面去釉车针

面特定位置、具有特定形状和大小的树脂块，发挥增加矫治器固位、辅助牙齿移动的作用，对于牙移动难度大、临床牙冠短、倒凹不足等情况尤其需要使用。

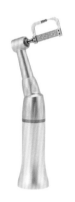

图6-73　慢速金刚砂片　　　　图6-74　手用金刚砂条

附件功能：①辅助固位：用于矫治器固位力不足的牙，如短牙冠；或用于支抗要求更高的牙，如前牙压低时加强矫治器在后牙区的固位。②辅助移动：主要用于辅助伸长移动、正轴移动、扭转移动及牙齿整体移动等。

附件粘接技术如下。

（1）准备好附件定位模板，酸蚀剂，光固化复合树脂，高速手机及车针，低速手机，抛光杯及抛光膏等。

（2）抛光牙面。

（3）酸蚀　选用黏稠的酸蚀剂。

（4）吹干、涂粘接剂　粘接剂涂抹15秒，让粘接剂充分渗透入釉柱。涂抹后吹薄，光照5～10秒。粘接剂太厚或未固化容易将粘接剂挤入树脂与模板之间，使模板不易与附件分离。

（5）选择流动性适中的树脂　将适量树脂填入模板、压紧，戴入牙弓，使模板充分就位。从切端或邻面光照。不要选择流体树脂。

（6）用探针轻轻掀起附件龈方模板边缘，使模板与附件分离，取下模板。

（7）用细砂车针修整多余树脂、抛光、完成附件粘接。

自测题

单选题

1. 下列哪项不是临床上加强支抗的方法（　　）
   A. 增加用作支抗牙齿的数目
   B. 将支抗牙连成一整体而加强支抗作用
   C. 用口外唇弓来增强支抗
   D. 使用方丝弓矫治技术
   E. Nance弓

2. 下列哪项是固定矫治器的缺点（　　）
   A. 固定良好
   B. 能控制矫治牙的移动方向
   C. 能矫治较复杂的错𬌗畸形
   D. 固定矫治技术相对复杂，临床椅旁操作时间较长
   E. 体积小

3. 支抗设计在与矫治牙的同一牙弓内，利用一些牙作为支抗而使其他一些矫治牙移动，这种支抗是（　　）
   A. 颌内支抗　　　　　　B. 颌间支抗
   C. 颌外支抗　　　　　　D. 枕部支抗
   E. 黏膜支抗

4. 下列哪项不符合矫治器的基本要求（　　）
   A. 容易洗刷，便于清洁，不影响口腔卫生
   B. 矫正器对口腔软、硬组织及颌面部无损害
   C. 恢复缺损部位的外形，改善面容
   D. 不与唾液起化学反应，不影响牙颌面的正常生长发育和功能
   E. 结构简单，牢固，发挥弹力好，力量易于控制，效果好

5. 下列哪一个属于固定矫治器（　　）
   A. 生物调节器　　　　　B. 平面导板
   C. 唇挡　　　　　　　　D. 直丝弓矫治器
   E. 前庭盾

6. 下列哪一个属于功能矫治器（　　）
   A. 方丝弓矫治器　　　　B. 前方牵引器
   C. Frankel矫治器　　　　D. 螺旋分裂基托矫治器
   E. 直丝弓矫治器

7. 第一磨牙牙冠倒凹不足时，常用的固位装置是（　　）
   A. 单臂卡环　　　　　　B. 双曲唇弓
   C. 短唇弓　　　　　　　D. 箭头卡环
   E. 连续卡环

8. 适用于破除口呼吸、咬唇、吮指等不良习惯的矫治器是（　　）
   A. Frankel矫治器　　　　B. 头帽口外弓肌激动器
   C. twin-block 矫治器　　D. 前庭盾
   E. 上颌斜面导板

9. 活动矫治器上适用于矫治舌向或腭向错位的牙的功能装置是（　　）
   A. 双曲舌簧　　　　　　B. 双曲唇弓
   C. 扩弓簧　　　　　　　D. 箭头卡环
   E. 前庭盾

10. 银焊的焊媒是（　　）
    A. 正磷酸
    B. 硼砂
    C. 松香
    D. 氟化钾为主的高氟碱性焊媒
    E. 硼酸和硼砂

11. 可用于内收前牙关闭前牙散在间隙、减少前牙覆盖矫治的装置是（　　）
    A. 扩弓簧　　　　　　　B. 双曲舌簧
    C. 双曲唇弓　　　　　　D. 邻间钩
    E. 箭头卡

12. 活动矫治器基托外形与活动义齿基托相似，厚度一般为（　　）
    A. 1.0～1.5mm　　　　　B. 1.5～2.0mm
    C. 2.0～2.5mm　　　　　D. 2.5～3.0mm
    E. 3.0～3.5mm

13. 肌激动器适合的错𬌗类型不包括（　　）
    A. Angle Ⅰ类上颌前突
    B. 早期Angle Ⅲ类错𬌗
    C. 早期Angle Ⅱ类错𬌗第1分类
    D. 早期开𬌗
    E. 早期Angle Ⅱ类错𬌗第2分类

14. 下列哪项不属于功能矫治器（　　）
    A. 肌激动器　　　　　　B. 双𬌗垫矫治器
    C. 生物调节器　　　　　D. 头帽-颏兜
    E. 功能调节器

15. 治疗前牙深覆𬌗可使用下列哪种矫治器（　　）
    A. 螺旋扩弓器　　　　　B. 平面导板
    C. 前方牵引　　　　　　D. 斜面导板
    E. 肌激动器

16. 直丝弓矫治器的设计消除了方丝弓矫治技术中的几个序列弯曲（　　）
    A. 1个　　　　　　　　B. 2个
    C. 3个　　　　　　　　D. 4个
    E. 5个

17. 恒牙列期临床上最常用的矫治器是哪一种（　　）
    A. 活动矫治器　　　　　B. 功能矫治器
    C. 固定矫治器　　　　　D. 舌侧矫治器

E. 以上所有类型矫治器

18. 箭头卡环主要用于（　　）
   A. 尖牙 　　　　　　　　B. 双尖牙
   C. 第一磨牙 　　　　　　D. 第二磨牙
   E. 前牙

19. 方丝弓矫治器中对牙齿进行控根移动的关键步骤是
   （　　）
   A. 第一序列弯曲 　　　　B. 第二序列弯曲
   C. 第三序列弯曲 　　　　D. 以上都是
   E. 以上都不是

20. 简单头帽适用于哪种牵引方式（　　）
   A. 低位牵引 　　　　　　B. 联合牵引
   C. 水平牵引 　　　　　　D. 高位牵引
   E. 中位牵引

21. 哪种弯曲只能在方丝上弯制（　　）
   A. 内收弯 　　　　　　　B. 后倾弯
   C. 转矩 　　　　　　　　D. 前牙轴倾弯
   E. 外展弯

22. 直丝弓矫治器是由谁发明的（　　）
   A. Angle 　　　　　　　　B. Andrews
   C. Roth 　　　　　　　　D. Begg
   E. Frankel

23. 弯制末端后倾弯时，需将插入颊管的弓丝向什么方向
   弯曲（　　）
   A. 𬌗方 　　　　　　　　B. 龈方
   C. 颊侧 　　　　　　　　D. 舌侧
   E. 腭盖

24. 哪种类型的弓丝上不能弯制各种矫治曲（　　）
   A. 镍钛丝 　　　　　　　B. 不锈钢丝
   C. 澳丝 　　　　　　　　D. 麻花丝
   E. 方丝

25. 应用橡皮圈分牙法分牙需要多长时间（　　）
   A. 1、2天 　　　　　　　B. 2、3天
   C. 3、4天 　　　　　　　D. 1周
   E. 4～6天

26. 有关直丝弓矫治器托槽的特点，错误的是（　　）
   A. 牙齿的轴倾角、转矩、颊舌向关系等数据已预置在
      托槽上
   B. 不同系列的直丝弓矫治器托槽在设计上有所不同
   C. 托槽的近中龈方翼上有永久标志点

D. 托槽粘接位置是牙齿临床冠中心
E. 托槽的远中龈方翼上有永久标志点

27. Begg细丝弓矫治器的重要理念是（　　）
   A. 滑动法移动牙齿 　　　B. 功能𬌗目标
   C. 过矫正原理 　　　　　D. 差动力原理
   E. 定向力系统

28. 结扎托槽不可使用（　　）
   A. 结扎丝 　　　　　　　B. 结扎橡皮圈
   C. 橡皮链 　　　　　　　D. 弹力线
   E. 结扎圈

29. 哪种钳子可以用来切断1.2mm的钢丝（　　）
   A. 末端切断钳 　　　　　B. 粗丝切断钳
   C. 细丝切断钳 　　　　　D. Kim钳
   E. Tweed钳

30. 第二序列弯曲用于调整牙齿哪个方向的位置关系
   （　　）
   A. 水平向 　　　　　　　B. 垂直向
   C. 颊舌向 　　　　　　　D. 近远中向
   E. 唇舌向

31. 小圈曲一般用作（　　）
   A. 牵引挂钩 　　　　　　B. 关闭间隙
   C. 升高或压低牙齿 　　　D. 扭转牙齿
   E. 外展牙齿

32. 有关牙齿冠转矩的说法错误的是（　　）
   A. 冠唇向倾斜转矩为正值
   B. 上颌切牙冠转矩为正值
   C. 上颌后牙冠转矩为正值
   D. 下颌后牙冠转矩为负值
   E. 下颌后牙冠转矩为正值

33. 直丝弓矫治器弓丝的使用原则不包括（　　）
   A. 由尖圆形弓丝到卵圆形弓丝
   B. 由细丝到粗丝
   C. 由软丝到硬丝
   D. 由圆丝到方丝
   E. 由镍钛丝到不锈钢丝

34. 口外支抗部件包括（　　）
   A. 对称口外弓 　　　　　B. 不对称口外弓
   C. 面具 　　　　　　　　D. J形钩
   E. 箭头卡

（施洁珺　王　悦　林微微）

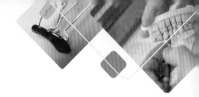

第**7**章
错殆畸形的早期矫治

绝大多数牙颌畸形是儿童在生长发育过程中，受遗传及环境因素影响所导致的发育畸形。早期预防牙颌畸形的发生，及时对已发生的畸形进行早期治疗，阻断其发展，或通过早期控制，引导牙颌面良性发育，不仅对儿童口颌系统的正常生长发育、儿童心理的健康成长十分重要，而且可简化治疗方法并缩短疗程。口腔医师应该通过多种方式对大众进行预防牙颌畸形的基本知识宣教，共同做好儿童口腔保健和牙颌畸形的早期防治工作。

第1节 概 述

一、早期矫治的概念

早期矫治是指在儿童早期生长发育阶段（一般指青春生长发育高峰期及之前的阶段），对已表现出的牙颌畸形、畸形趋势及可导致牙颌畸形的病因进行的预防、阻断、矫治和导引治疗。而对第二恒磨牙完成建殆，已过生长高峰期儿童的正畸治疗，多归属于恒牙初期常规正畸治疗的范围。

早期矫治的目标：维护和创建口颌系统的正常生长发育环境，阻断造成牙颌畸形的不良干扰因素，建立有利于正常建殆的咬合功能运动环境，改善不良的颌骨生长型关系，以促进儿童颅面和心理健康的成长发育。从临床治疗学上，牙颌畸形早期矫治可归纳为以下三个方面的内容。

（1）早期预防及预防性矫治 包括母体营养、幼儿健康保健、正常牙弓形态的维持、正常口颌功能刺激的维持及去除可能导致牙颌畸形的因素等。

（2）早期阻断性矫治 对已出现的早期畸形、造成畸形的因素及不良习惯等进行阻断治疗，以及肌功能调整训练治疗。

（3）早期颌骨生长控制和矫形治疗 通过自身肌力或外力刺激或抑制手段，协调和控制上下颌骨在三维空间（长、宽、高）方面的正常生长发育关系。

二、早期矫治的特点

（一）适当的矫治时机

一般乳牙列的矫治，最好在4岁左右（3.5～5.5岁）。

混合牙列的矫治，一般应在恒切牙的牙根基本发育完成时再进行，在8～9岁，如在牙根发育不全时过早矫治或使用的矫治力过大，常影响恒切牙根的发育造成牙根吸收。

颌骨畸形的早期矫形治疗，在10～12岁前（男性高峰期晚于女性2年左右）进行。

上颌基骨宽度的扩大，应在腭中缝完全融合前进行，一般不应大于15岁，否则牙弓的扩大主要为后牙的颊向倾斜移动。

（二）适宜的矫治力

早期矫治的施力，应根据治疗的对象（牙或颌骨）不同而异，通常对牙的矫治应采用柔和的正畸力，而对颌骨的矫治应施用较重的矫治力。

（三）适宜的矫治疗程

早期矫治选用的矫治装置应尽量简单，在口内戴用的时间不宜过长，一般不超过12个月。由于此期牙列萌替交换及形成变化快，过长时间戴用口内矫治器将妨碍牙齿的发育。

（四）有限的矫治目标

由于早期矫治是在牙颌面某一生长阶段进行，可能只是整个治疗计划的一部分，替牙后仍需要进行常规正畸治疗。因此，早期矫治可能是有限的或尝试性的，故又称有限矫治。

评价早期矫治成功的标准主要包括：①造成牙颌畸形的病因是否去除或控制；②牙位置是否基本正常，牙弓形态是否协调，不影响颌骨进一步的正常发育；③原有的颌骨异常是否能得到控制和改善，并能保持到生长结束。

三、早期矫治的方法

（一）简单矫治器治疗

1. **不良习惯的阻断** 对于一些可造成或已造成错殆畸形的不良习惯，如吮指、吮颊、吮咬唇、咬物、吐舌等，可以通过戴用简单矫治器，如腭刺、腭屏、唇挡、颊屏等进行阻断。

2. **间隙保持及阻萌** 对于替牙期的障碍，如乳牙或恒牙早失、恒牙早萌，为维持正常的牙弓长度及恒牙正常萌出，可通过戴用缺隙保持器、舌腭弓及阻萌器等简单矫治器维持牙间隙。

3. **牙弓不调的矫治** 对于乳牙列及混合牙列期的一些错殆畸形，如乳前牙反殆、单侧后牙反殆等，可通过简单活动式矫治器，如上颌殆垫式舌簧矫治器、上颌扩弓矫治器等，以及局部简单粘接托槽的唇、舌弓固定式矫治器进行治疗。

（二）功能矫治器治疗

功能矫治器系一类利用肌能力（如肌力及咬合力等）进行牙颌关系调整治疗的矫治装置。如上颌斜面导板、肌激动器、FR、twin-block矫治器等。功能矫治器多为活动式，大多在夜间戴用（每天应12～14小时）；也有设计为固定式的，如Herbst矫治器等，系全天戴用。

（三）口外矫形装置治疗

1. 抑制上颌发育的以枕骨及颈为支抗的面弓（face bow）及J形钩等。
2. 促进上颌发育的以额、颏为支抗的面具式前方牵引器、改良颏兜。
3. 抑制下颌发育的以枕骨及颈（向后牵引），以及以顶骨（垂直牵引）为支抗的颏兜式矫治器等。

（四）肌功能训练

肌功能不平衡是牙颌畸形的重要病因之一。特别是对一些口周肌松弛、颏肌亢进的儿童患者，早期配合积极的肌功能训练，有利于矫治畸形，改善面形容貌，以及防止矫治后的复发。但肌功能训练需每天坚持并持续一段时间才可能有效果。

1. **训练张力不足的唇部肌肉** 唇肌张力不足的患者可放一纸片在上下唇之间，唇用力将纸夹持，反复进行抽拉训练。也可用弹力线拴一颗纽扣，将纽扣放置于切牙唇面前庭部，唇用力闭合将纽扣夹持，反复牵拉弹力线进行训练；也可采用吹笛、吹喇叭等方法，均可达到训练唇肌的目的。

2. 训练正常下颌位置　对儿童期下颌后缩、远中位的患者，在去除咬合障碍、纠正不良习惯、用正确的姿势喂养的前提下，可训练下颌主动前伸，即嘱患者站立，两手自然下垂，保持头颈部直立，患者前伸下颌至上下切缘相对或反超，并保持前伸位数分钟。反复多次训练可以增强翼外肌及浅层咬肌的张力，使下颌逐渐向前调整。反之，对于儿童期下颌习惯性前伸的患儿，可嘱其后退下颌至上下前牙切缘相对，反复训练。以上方法可同时配合矫治器或调𬌗处理。

3. 训练正常吞咽动作　由于扁桃体或咽喉炎症可引起患儿在吞咽时的疼痛，而舌的前伸可以避免吞咽疼痛，容易形成患儿的习惯性伸舌吞咽习惯，其治疗方法除治疗咽部疾病外，也可辅以舌肌功能训练，帮助建立正常的吞咽动作。嘱患儿在口内含一点水，面对镜子将牙正常咬合，用舌尖抵在上切牙腭乳头处，然后将水吞下。此法可在每次餐后练习10次以上。

第2节　早期预防及预防性矫治

预防矫治，系指自胚胎第7周（牙板开始发生）至恒牙列（不包括第三磨牙）建𬌗完成前的这段时期，对影响牙（包括乳牙及恒牙）、牙槽骨、颌骨等正常生长发育的全身及局部不良因素及时发现并去除，从而使牙列顺利建𬌗，颌骨正常发育，颜面和谐生长。预防矫治包括早期预防和预防性矫治两方面的内容。

一、早期预防

（一）胎儿时期的早期预防

母体的营养、心理及内外环境对胎儿的早期发育非常重要。尤其是妊娠初期前3个月，如流感、疱疹病毒感染，对胎儿的颌部、面部生长发育有较大的影响。

（二）婴儿时期的早期预防

提倡母乳喂养和正确的喂养方法，喂养姿势为婴儿约45°的斜卧位或半卧位，避免卧位；正确的睡眠姿势，避免长期单一体位睡眠；破除不良习惯，如吮指、吮嘴唇等不良习惯将影响牙列、颌部、面部的正常生长发育。

（三）儿童时期的早期预防

注意良好的饮食习惯；注意防病治病，减少或避免疾病对牙列、颌部、面部的正常生长发育的影响；防龋是口腔预防保健的首要任务，在儿童时期，保持乳牙列的健康完整十分重要。儿童时期由于不良习惯所形成的牙颌畸形，可造成某种程度的心理伤害，对此需要家长、老师、医生给予正确的指导及治疗才能获得良好的效果。

二、预防性矫治

预防性矫治包括维持正常牙弓长度的保隙、助萌、阻萌，维护健康口腔环境，去除咬合干扰，矫治异常的唇系带、舌系带，以及刺激牙颌发育的功能训练等。临床需要进行正畸预防性矫治和处置的情况主要有乳牙或恒牙早失、乳牙滞留、恒牙萌出异常及系带异常。

（一）乳牙或恒牙早失

1. 乳牙早失的预防性矫治　常用的缺隙保持器如下。

（1）丝圈式固定缺隙保持器（图7-1）　丝圈由0.9mm不锈钢丝弯制而成，并焊接在带环上。丝圈的颊舌径稍宽于未萌出恒牙的颊舌径，与缺失牙的邻牙邻面最突点良好接触；丝圈离开牙槽嵴顶1～2mm。

（2）固定舌弓（图7-2）　舌弓由0.9mm不锈钢丝弯制而成，并焊接在带环上。舌弓应抵住下颌切牙的舌侧，在间隙的近中焊接阻挡丝。

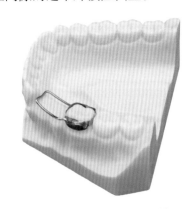

图7-1　丝圈式固定缺隙保持器

来源：https://www.ortoplus.es/en/odontopediatric.html

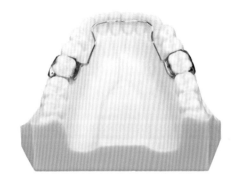

图7-2　固定舌弓

来源：https://www.ortoplus.es/en/odontopediatric.html

（3）活动义齿式缺隙保持器（图7-3）　制作方式类似活动义齿修复，但不使用支托；减少使用唇颊侧基托；减少使用卡环；基托应离开切牙舌侧边缘1～2mm。

（4）缺隙开大矫治器（图7-4）　适用于乳牙早失，后牙近中移位的患者。开大缺隙必须注意加强前段牙弓的支抗条件。可以使用活动或固定矫治器来开大缺隙。

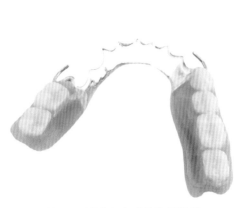

图7-3　活动义齿式缺隙保持器

来源：https://www.ortoplus.es/en/odontopediatric.html

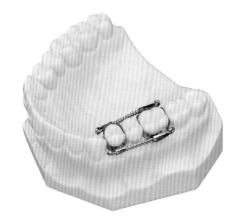

图7-4　缺隙开大矫治器

来源：https://www.ortoplus.es/en/odontopediatric.html

2. 恒牙早失的预防性治疗

（1）邻牙替代法　在正畸临床中，常用邻牙前移替代早失牙。常见的有侧切牙替代早失的中切牙；第二恒磨牙替代早失的第一恒磨牙。

（2）维持间隙成年后修复法　恒牙早失后，若不需要综合性正畸治疗且能够保留足够的间隙，可以采用保持缺牙间隙待成年后修复的方法。

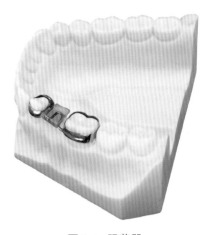

图7-5 阻萌器

来源: https://www.ortopediatric.html

（二）恒牙萌出异常

1. 恒牙早萌　在乳恒牙替换期间恒牙过早地萌出，此时恒牙牙根刚开始形成或尚未形成，早萌牙易受外伤或感染而脱落。

矫治：为保证早萌牙牙根形成适当长度后再萌出，临床上可用阻萌器阻止早萌牙萌出。阻萌器（图7-5）是在丝圈式缺隙保持器上加焊一根阻萌丝。定期观察牙根发育情况，如牙根已形成1/2以上时，可取下阻萌器任其萌出。

2. 恒牙迟萌、阻生及异位萌出　恒牙在应萌出的年龄不萌而对侧同名牙已萌出时为迟萌。多系恒牙胚位置异常、缺乏萌出力或萌出道间隙不足所致。

矫治：分析并去除病因，如尽早拔除滞留的乳牙、残根等。如恒牙牙根已形成2/3以上而萌出力不足时，可用外科手术开窗、导萌，或牵引助萌的措施。对已造成邻牙根吸收者，则应根据情况综合考虑选择拔牙或保存措施。

3. 恒牙萌出顺序异常　恒牙萌出的顺序对正常建𬌗影响较大。如上颌第一磨牙在下颌第一磨牙之前萌出，当乳牙列有散在间隙时，上磨牙容易向前移动形成远中𬌗，上下颌第二磨牙先于尖牙和第二前磨牙萌出时，易前移引起牙弓长度变短，并使尖牙及第二前磨牙萌出时因间隙不足而错位萌出。

矫治：如第二磨牙先于前磨牙、尖牙萌出，可用第一磨牙前的固定舌弓维持牙弓长度，以便后继尖牙、前磨牙替换后有足够的间隙自行调整、排齐。如上颌第二磨牙已近中移动或已形成远中磨牙关系，可设计唇挡等矫治器将上颌第二磨牙推向远中，以便保持磨牙中性关系。

（三）系带异常

1. 上唇系带附着异常　出生时唇系带附着于牙槽嵴顶，唇系带中的纤维组织伸入腭侧龈乳突，随着乳牙萌出和牙槽突的生长，唇系带附着的位置逐渐上移，到恒切牙替换后唇系带一般距龈缘4～5mm。异常的上唇系带可表现为粗大、宽厚而弹力差的纤维带，位于上中切牙之间与腭乳头相连，深嵌入腭中缝。此时，随唇部的功能活动，系带牵拉而妨碍上中切牙靠拢，从而形成上中切牙间隙。

矫治：上中切牙间隙常用固定矫治器矫治，用关闭曲簧或托槽间橡胶圈牵引，将左右中切牙向中线靠拢关闭间隙。待间隙关闭后，采用外科手术升高唇系带的附着及切除多余纤维组织，以保持间隙关闭后的效果。如果间隙关闭后没有手术矫治异常的唇系带或手术不当保留了部分纤维组织，由于上唇的功能活动，系带纤维的牵拉常使中切牙间重新出现间隙。而如果过早进行切除手术，由于切牙间瘢痕的形成，反而影响正畸关闭间隙。

2. 舌系带过短　舌系带过短的患者，由于系带短妨碍了舌正常的功能活动，舌尖代偿性活动增加，姿势位时舌处于低位，在下牙弓舌侧或上下切牙之间，影响发音，易形成吐舌，可导致前牙开𬌗。

矫治：舌系带过短的患者常伴有下牙弓过宽、前牙开𬌗，应在矫治错𬌗的同时，做舌系带矫治手术以增长舌系带，使舌恢复正常的功能活动。

第3节　早期阻断性矫治

阻断性矫治是对乳牙列期及替牙列期由遗传、先天或后天因素所导致的，正在发生或已初步表现出的牙列、颌部、面部发育异常等，采用简单的矫治方法进行治疗，或采用矫形的方法引导其正常生长。其目的是阻断畸形发展的过程，使之自行调整，建立正常的牙列、颌部、面部关系。

一、口腔不良习惯的矫治

口腔不良习惯可由疲倦、饥饿、不安全感、扁桃体肥大、鼻气道阻塞等复杂的心理、生理因素所引起，系一种儿童无意识行为。由于不良习惯可导致口颌系统在生长发育过程中受到异常的压力，破坏了正常肌力、咬合力的平衡、协调，从而造成牙、颌、面发育及形态异常。口腔不良习惯持续的时间越长，错殆发生的可能性和严重程度就越大。因此，尽早破除不良的口腔习惯、阻断畸形的发展十分必要。

常见的口腔不良习惯如下。

（一）吮咬习惯

口腔不良习惯常发生在婴儿时期，由于吮吸活动不足、过早断奶、无意识动作或缺乏与家人的情感交流，常常在哺乳时间之外或睡眠时吮指、吮咬颊、吮咬唇、咬物等，多数儿童可随年龄的增大，被其他活动所取代而消失，一般不会产生不良作用。这种吮咬活动如果持续到3岁以后并加重，则属于口腔不良习惯。矫治吮咬习惯除了说服教育外，可以采取以下方法：手指涂抹黄连素（盐酸小檗碱）等苦味药水；戴金属指套；戴唇挡矫治器；戴前庭盾等。

（二）异常吞咽和吐舌习惯

1. 临床表现

（1）异常吞咽　婴儿不仅通过吮奶吸取生长必需的营养物质，而且充分的吮吸活动还能刺激口颌系统的发育。婴儿型吞咽是乳牙萌出前的吞咽方式，即舌放在上下颌龈垫之间，唇、颊收缩形成唧筒状吸奶并进行吞咽。牙萌出后，正常的吞咽为提下颌肌收缩，使上下颌牙接触、唇闭合、舌背与腭穹接触，舌尖接触硬腭前份上切牙乳头并向上、后推动使食物进入咽部，再到食管。一些保留了婴儿型吞咽的患者，或因慢性咽喉炎刺激而舌位前伸的患儿，吞咽时舌伸入上下前牙之间，面部表情肌和唇肌活动明显。伸舌吞咽可表现出两种不同的错殆畸形，对于水平生长型的患儿常表现为双牙弓前突，垂直生长型者常表现为前牙开殆。

（2）吐舌习惯　最常见为患儿常将舌头放在上下前牙之间形成开殆。因此前牙开殆间隙多呈与舌外形一致的梭形间隙。由于舌经常放在上下牙之间，颊肌张力增大，可导致上牙弓缩窄。由于后牙咬合打开使后牙继续萌出常导致下颌向下、向后旋转生长。吐舌习惯的部位也可为牙弓侧方，表现为相应的侧方开殆。

2. 防治方法　从病因学上，吐舌可以是原发性的或继发性的。治疗方法除教育儿童改正不良吞咽和吐舌习惯，教导患儿正常的吞咽方法外，对有扁桃体过大、慢性扁桃体炎、佝偻病等的继发性患者，应治疗其局部及全身疾病后再进行正畸治疗。必要时可做腭刺、腭网或腭屏破除伸舌吞咽和吐舌习惯，同时训练正常的吞咽动作。

（1）固定腭网矫治器（图7-6）　上颌乳磨牙上制作带环，其舌侧焊接舌弓后，舌弓前段再焊接网状钢丝，阻止舌与牙的接触。

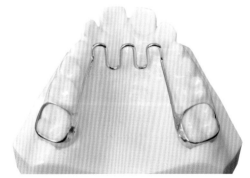

图7-6　固定腭网矫治器

来源：https://www.ortoplus.es/en/odontopediatric.html

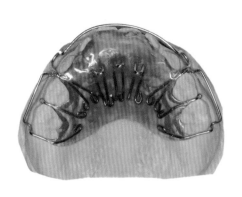

图7-7 活动舌刺矫治器

（2）活动舌刺矫治器（图7-7） 在上颌模型上设计箭头卡环固位，在腭侧前牙区基托内埋入4～6根直径1.0～1.2mm的钢丝，钢丝末端应圆钝并向舌侧延伸进口底，钢丝离开上前牙腭侧5～7mm，以不影响正常舌活动、不压迫黏膜为宜。

（三）口呼吸习惯

因慢性鼻炎、鼻窦炎、鼻甲肥大、扁桃体肥大等鼻咽部疾病，鼻呼吸道阻塞而长期习惯于部分或全部用口呼吸。

防治方法：首先应治疗急、慢性鼻呼吸道疾病，必要时切除过大的扁桃体，待鼻呼吸道完全通畅后，再酌情进行矫治；年幼的儿童，畸形尚不严重时，除口腔宣教外，可用前庭盾改正口呼吸习惯。前庭盾置于口腔前庭部分，双侧延至第一磨牙，前份与前突的上切牙接触，双侧后份离开后牙2～3mm，以促进切牙压入和后牙弓扩大。

根据患者的情况，部分患者可能需要在前庭盾上先开一两个呼吸孔，随着治疗进展逐步关闭呼吸孔。

（四）偏侧咀嚼习惯

常因一侧后牙龋坏疼痛或残根、残冠而偏侧咀嚼，长期偏侧咀嚼习惯可使下颌的功能侧发育过度、废用侧发育不足，功能侧咀嚼肌、翼内肌发达，失用侧肌张力不足。

防治方法：尽早治疗乳牙列的龋齿，拔除残冠、残根，去除干扰，修复缺失牙，并嘱患者注意训练用双侧咀嚼。对已形成错𬌗者，应根据错𬌗的情况，尽早进行恢复正常咬合运动轨迹及生理刺激的常规矫治。

二、反𬌗的早期矫治

早期乳牙反𬌗或个别恒前牙反𬌗多为牙性及肌性反𬌗，如果不进行治疗，其颌骨可因长期生长受障碍而形成Ⅲ类骨性反𬌗，表现为凹面的颜面畸形将越来越严重，治疗也越来越困难。因此，应尽早矫治以阻断畸形的发展。

（一）乳前牙反𬌗的矫治

乳前牙反𬌗是乳牙列期常见的错𬌗畸形，应尽早矫治（3～5岁），防止影响正常建𬌗及颌面生长发育。

矫治方法如下。

1. 反覆𬌗浅者 可采用调磨法矫治。

2. 反覆𬌗中度者 可选用上颌附双曲舌簧的𬌗垫式活动矫治器推上前牙向唇侧，一般采用在下颌后退位制作解剖式𬌗垫，𬌗垫的高度以脱离前牙反𬌗的锁结关系，上下前牙离开1～2mm为宜，注意双曲舌簧的弹簧平面应与上切牙长轴垂直，用轻微的矫治力即可引导上前牙向唇侧移动（图7-8）。

3. 反覆𬌗深者 可设计下颌联冠式斜面导板或下颌

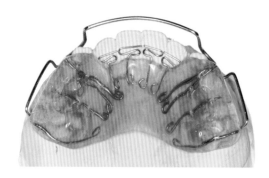

图7-8 附双曲舌簧的𬌗垫式活动矫治器

殆垫式联冠斜面导板，斜面与上切牙长轴呈45°以引导上切牙向唇侧移动。适用于反覆殆较深患者的矫治，要求下颌能够退至对刀殆，否则不适合使用。

4.反覆盖过大者　多由咬上唇、吐舌等不良习惯造成，在排除上述问题的前提下应该考虑骨性反殆。见替牙期个别恒牙反殆。

（二）替牙期个别恒牙反殆的矫治

替牙期个别恒牙反殆多系乳牙迟脱，恒上切牙舌向错位与下切牙呈反殆关系，或下切牙唇向错位与上切牙呈反殆关系。

矫治方法如下。

1.上切牙舌向错位所致个别恒牙反殆　反覆殆浅或上恒切牙正萌长者可用咬撬法。反覆殆中度者可用上切牙斜面导冠或用上颌殆垫式活动矫治器。

2.伴间隙的下切牙唇向错位所致恒切牙反殆　一般可将矫治器做在下颌，即下颌活动矫治器附后牙殆垫以脱离反殆切牙的锁结，如同时伴有上切牙舌移者，还可附加导斜面，然后用双曲唇弓内收移唇向错位的下切牙向舌侧，每次复诊通过磨减下切牙区基托舌面及唇弓加力，逐渐关闭间隙并纠正反殆。

3.伴拥挤的个别恒前牙反殆　常见为上侧切牙舌向错位呈反殆并前牙拥挤，如果经模型计测分析为牙弓内间隙不足、前牙槽发育不足且前牙不显前突，可采用殆垫式舌簧活动矫治器或简单固定矫治器（如2×4技术），通过向唇侧扩大排齐牙弓解除个别前牙反殆。而对诊断尚难确定的伴拥挤的恒前牙反殆，一般宜观察，等替牙完成后再进行治疗。

（三）后牙反殆的早期矫治

1.单侧后牙反殆　多系殆干扰而使下颌偏斜向一侧，也可能是一侧乳磨牙龋坏而长期单侧咀嚼所致。

矫治方法如下。

（1）调殆　仔细调改尖牙及乳磨牙咬合的早接触点以使下颌尽早地回到正常的闭合道位置。

（2）及时治疗后牙区龋齿，纠正单侧咀嚼习惯。

（3）单侧殆垫式活动矫治器　在健侧做殆垫升高咬合，双曲舌簧推舌向错位的后牙向颊侧。特别是上颌第一恒磨牙舌侧萌出后的反殆应尽早矫治到位，以利于前牙的正常建殆。

2.双侧后牙反殆的矫治　乳牙列期双侧后牙反殆比较少见，可由咬合干扰、舌习惯、乳后牙早失、前伸咀嚼、腭裂修复术后上牙弓狭窄所致。

矫治方法如下。

（1）调殆　去除殆干扰，使之不妨碍下颌功能运动，观察牙弓的调整。

（2）扩弓　如果第一恒磨牙萌出后仍为反殆时应进行矫治。如系上牙弓狭窄，可以扩大上牙弓以改正后牙反殆。可选用以下矫治器。①活动式扩弓矫治器：附双侧上颌后牙平面殆垫，腭侧用分裂弹簧或扩大螺旋以扩大上牙弓，改正后牙反殆。②固定式扩弓矫治器：可采用W形簧或四眼簧扩弓矫治器扩大上牙弓，纠正双侧后牙反殆。

在正畸治疗中，并不是所有的错殆畸形都可以通过早期阻断矫治得到治愈。阻断矫治对牙颌的矫治是有一定限度的，大多数都需到替牙后再进行后期常规正畸治疗。此外，对一些具有严重遗传倾向的严重错殆，如复杂拥挤、重度骨性反殆、开殆、深覆殆、深覆盖等诊断一时难以确定的畸形，可观察至替牙结束后再开始治疗。而对一些有明显颌骨发育异常的患儿，可采用颌骨生长控制的方法进行早期功能矫形治疗。

三、早期生长控制和颌骨矫形治疗

根据作用力的类型，早期生长控制和颌骨矫形治疗可以分为两类：①由肌能力（如肌力和咬合力）作为力源的功能矫形治疗；②以口外力（如头、颈、额为支抗的牵引力来源）作为力源的口外力矫形治疗。

（一）骨性（或功能性）Ⅱ类错𬌗的早期矫形治疗

1. 下颌后缩　多使用功能矫形治疗方法，功能矫治器的主要作用是前导下颌，刺激髁突的生长，调整颌骨位置，这是一种十分有效的治疗手段。一般常用的功能矫治器有肌激动器（图6-17）、功能调节器、双𬌗垫矫治器（图6-20）和Herbst咬合前导矫治器等，矫治器的戴入时机，以骨龄显示在青春生长发育高峰期为佳。通常戴用6～12个月后，下颌前移达到较好的前移位，可明显改善矢状向关系不调及侧貌美观。

2. 上颌前突　诊断主要应与下颌后缩相鉴别，尽管都表现为前牙深覆盖、深覆𬌗，但前者主要系上颌前移而后者则是下颌骨发育不足或位置后退所致。主要应通过侧貌分析、X线头影测量分析确诊，否则将导致错误治疗而加重畸形。上颌前突多采用口外力矫形治疗，早期矫治的目的是抑制上颌的矢状向及垂直向发育，协调上下牙弓的关系。

矫治方法如下。

（1）破除不良习惯　对由吮下唇、吮颊或不良吞咽习惯引起的上牙弓狭窄、上牙-牙槽弓前突者，可用矫治器破除不良习惯，恢复牙弓的形态、矫治过度前突的上前牙。

（2）抑制上颌发育过度　早期可选用头帽口外弓矫治器（图7-9），口内设计为有磨牙颊管的唇弓式活动矫治器并附扩弓簧。口外装置的作用是以头枕为支抗向后牵引抑制上颌生长，牵引力一般为单侧400～500g，并注意力的牵引方向。口内磨牙区颊管供内弓插入以将口外力传递至上颌，口内唇弓的作用系固位并结合扩弓簧的加力内收前突的上切牙，改善协调上牙弓形态。

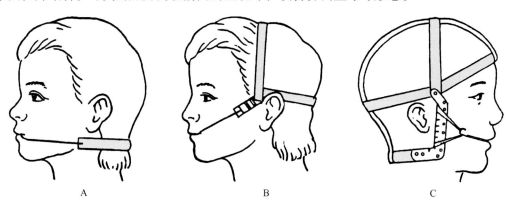

图7-9　头帽口外弓矫治器牵引
A. 低位牵引示意图；B. 高位牵引示意图；C. 联合牵引示意图

3. 上颌前突合并下颌后缩　可选用附口外弓牵引的头帽式肌激动器，通过口外力抑制上颌、上牙槽突、上磨牙，而口内矫治器前导下颌。在口内肌激活器上还可附扩大簧，以矫治狭窄的上牙弓使其与下牙弓协调。

（二）骨性（或功能性）Ⅲ类错𬌗的矫形治疗

1. 下颌前突

（1）功能性下颌前突　主要采用功能矫治器矫治，常用的有斜面导板、改良肌激动器、功能调节器Ⅲ型（图6-21）等。功能矫治器戴用的最佳治疗时机，应是患儿合作且牙列变化最大的替牙中、后期。由于此类错𬌗发现时，常已有不同程度的牙错位及颌骨异常，因此，大多在反𬌗解除后，还需观察至恒牙列初期，再进行二期治疗以做进一步的咬合调整。

（2）骨性下颌前突　多采用口外力矫形治疗。头帽、颏兜沿颏联合至髁突连线的生长方向牵引下颌向后，抑制下颌骨的生长，牵引力不宜过大（小于400g），以免造成下颌角切迹过深，影响面型美观。

2.上颌后缩　矫治方法如下。

上颌骨发育不足：可选用面具式前方牵引装置（图6-24）。口内矫治器设计为：①后牙平面殆垫式活动矫治器，用卡环或邻间钩固位，基托包绕上颌结节，尖牙远中放置牵引钩；②采用橡皮圈以一侧300～500g的重力开始做前方牵引，牵引方向为向前、向下与殆平面约向下呈30°。

3.骨性开殆的矫形治疗　对于具有强遗传倾向的骨性开殆在未能确诊前，通常也可早期尝试采用矫形力抑制下颌生长的方法，或观察至恒牙列初期待诊断明确后确定是否采用常规正畸治疗。但很多学者目前倡导对严重骨性开殆应观察至成年后行手术矫治，以彻底改善面型美观及功能。

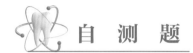

自　测　题

单选题

1.乳牙或恒牙早失一般应（　　　）
 A. 不用处理
 B. 采用缺隙保持器
 C. 采用Hawley保持器
 D. 采用Crozat矫治器
 E. 采用活动桥修复

2.下列选项不是缺隙保持器适应证的是（　　　）
 A. 乳牙早失、恒牙胚牙根形成不足1/2
 B. 恒牙胚牙冠上覆盖有较厚的骨组织
 C. 间隙缩小或有缩小趋势者
 D. 一侧或双侧多数乳磨牙早失，影响患儿咀嚼功能者
 E. 恒牙胚牙根已形成1/2以上者，牙冠上无骨组织覆盖者

3.反殆患者应尽早矫治，治疗不及时可形成Ⅲ类骨性反殆，其矫治年龄应在（　　　）
 A. 3～5岁
 B. 6～7岁
 C. 8～9岁
 D. 11～13岁
 E. 18岁以后

4.乳前牙反殆反覆殆深者应采用的矫治方法是（　　　）
 A. 调磨法
 B. 应用上颌殆垫式活动矫治器附双曲舌簧
 C. 应用下颌联冠式斜面导板
 D. 应用头帽颏兜牵引矫治器
 E. 应用单侧殆垫式活动矫治器

（刘　哲）

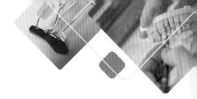

第8章
常见错殆畸形的矫治

错殆畸形可以造成口颌系统不同程度的形态和功能异常，对患者局部或全身健康产生影响。严重的错殆畸形直接影响面部美观，使患者产生极大的心理负担，影响工作和生活。本章主要对常见的牙列拥挤、反殆、前牙深覆盖、开殆、深覆殆等错殆畸形，从病因、临床表现、诊断及矫治等方面进行阐述。

链接 你了解口腔正畸患者吗？

古希腊著名医生希波克拉底说过，了解患者是什么人比了解患者所患的病更重要。错殆畸形患者由于年龄、性别、民族、地区、职业及所处的社会阶层不同，对美的认识与要求、审美观与心态也不相同，常存在着一定的差异。在临床上患者对治疗的要求可分为一般、较高、过高；对治疗的态度可分为主动合作、被动合作、不合作。正畸医生在进行错殆畸形治疗时，应加强心理干预，从而提高治疗效果。

第1节 牙列拥挤

一、概 述

牙列拥挤是错殆畸形中最为常见的一种类型，几乎各种类型的错殆均会存在不同程度的牙列拥挤，可分为单纯拥挤和复杂拥挤。单纯拥挤因牙弓内间隙不足而导致牙齿排列错乱，磨牙关系多为中性，通常不伴有上下颌骨及牙弓之间的关系不调；复杂拥挤除了因牙量大于骨量造成牙列拥挤外，还伴有上下颌骨及牙弓之间关系不调，磨牙关系为近中或远中，有时伴有口颌系统功能异常，并影响患者的面部形态。

二、病 因

（一）进化因素

人类在演化进化过程中，咀嚼器官由于食物的改变呈现退化趋势。其中以肌肉退化最快，骨骼次之，牙齿最慢。这种不平衡的退化次序，构成了人类牙齿拥挤的种族进化演化背景。

（二）遗传因素

牙列拥挤具有明显的遗传特征，如牙齿的数目、大小、形态受到遗传因素较强的控制，上下颌骨的大小、位置、形态在一定程度上也受到遗传的影响，并可在亲代和子代之间有相同的表现。过大牙、额外牙及一些由颌骨发育不足造成的牙列拥挤皆与遗传因素有明显的关系，但其机制还不清楚。

（三）环境因素

1. 乳恒牙的替换障碍　是牙列拥挤的常见病因，如乳牙早失，尤其是第二乳磨牙早失造成第一乳磨牙前移，导致牙弓弧形长度的减小，恒牙萌出时因间隙不足而发生牙列拥挤。另外，乳牙滞留，造成后继恒牙错位萌出，而呈现牙列拥挤。

2. 颌骨发育不足　因长期食用精细柔软的食物，咀嚼功能得不到应有的锻炼，可使颌骨发育受到影响，骨量相对小，牙量相对大，牙量与骨量不调，牙齿不能整齐地排列在牙槽骨内，而出现拥挤错位。

3. 牙齿近远中径过大　牙量大于骨量，造成牙齿排列拥挤错位。额外牙的存在也会占据一定的牙弓间隙，造成牙列拥挤。

4. 口腔不良习惯　一些口腔不良习惯可以造成牙列拥挤，如儿童吮指习惯、口呼吸习惯可造成牙弓狭窄或影响颌骨发育而导致牙齿排列拥挤；长期咬下唇可导致下前牙舌倾，合并拥挤。

三、临床表现

（一）牙齿拥挤与错位

牙齿可出现不同方向的重叠排列及错位，牙弓形状不规则。上前牙唇向错位时可导致前牙深覆盖；舌向错位时可表现为反殆；高位或低位时可导致覆殆过深或开殆；后牙拥挤错位可表现为对刃殆、反殆、锁殆等。

（二）牙体与牙周组织变化

牙列拥挤时，牙齿的自洁作用较差，容易诱发龋病、牙髓病、根尖周病；还可以引起牙龈红肿、出血，严重时可伴有咬合创伤、牙槽骨吸收、牙齿松动脱落等。

（三）面型变化

单纯拥挤对患者的面型无明显的影响，但伴有其他类型（如反殆、开殆、深覆殆、深覆盖等）错殆的复杂拥挤，面型可有不同程度改变。

🔗 **链接**　什么是"虎牙"，能拔掉吗？

"虎牙"是指突出在牙弓之外的尖牙，口唇在此处有较明显的隆起。尖牙唇向错位较为多见，尤其是上颌尖牙，比较影响美观。但是尖牙不能随意拔掉。因为尖牙的牙根粗壮、长、牢固，牙尖锐利，具有撕碎食物的功能，在咀嚼中起着重要的作用，并且尖牙位于口角两侧，可支撑口唇，保持面容的丰满。

四、诊　断

（一）牙弓拥挤度分级

牙弓应有弧形长度与现有弧形长度之差即为拥挤度。按照拥挤的程度可进行如下分类。

轻度拥挤：差值≤4mm。

中度拥挤：4mm＜差值≤8mm。

重度拥挤：差值＞8mm。

（二）牙弓拥挤度的测量

牙弓拥挤度根据模型测量来确定详见第4章第3节中"模型的测量分析"。

（三）后段牙弓拥挤的测量

后段牙弓拥挤的预测及测量详见第4章第3节中"模型的测量分析"。

五、矫　治

牙列拥挤的产生机制是牙量与骨量的不调。在大多数情况下，牙列拥挤表现为牙量相对较大而骨量相对较小。因此，牙列拥挤矫治的基本原则是减小牙量或增加骨量，使牙量与骨量趋向协调，同时兼顾牙、颌、面三者之间的协调性、稳定性及颜面的美观。减少牙量的途径主要包括减少牙齿数量（拔牙），减小牙齿的近远中径（邻面去釉）。增加骨量的方法包括扩展牙弓的长度与宽度，如通过功能矫治器刺激颌骨及牙槽骨生长，通过骨牵张成骨术等外科手术使牙槽骨生长，通过开大腭中缝扩展上颌骨宽度等；同时可以通过扩大牙弓和推磨牙向后等治疗手段使牙量和骨量协调来解除拥挤。

在决定治疗方案时应考虑：牙量骨量不调的产生机制、牙列拥挤的程度、合并发生的错𬌗类型、颌面部生长发育的状态及牙齿健康状况等。

（一）替牙期牙列拥挤的矫治

以预防性矫治和阻断性矫治为主。治疗的重点是对乳恒牙替换过程进行监控，促进牙列与牙齿的正常发育。主要内容如下。

（1）乳牙龋病的预防和治疗。

（2）口腔不良习惯的破除。

（3）对暂时性拥挤的观察。

（4）额外牙、埋伏牙、外伤牙的处理。

（5）早失乳牙间隙的保持。

（6）滞留乳牙的及时拔除。

（7）第一磨牙前移后的间隙恢复。

（8）严重拥挤时的序列拔牙。

（9）影响颌骨发育错𬌗（如前牙反𬌗）的早期矫治。

（二）恒牙期牙列拥挤的矫治

治疗原则是以增大骨量、减少牙量来达到牙量与骨量的协调。治疗方法主要有以下3种。

1. 牙弓扩展

（1）扩展牙弓长度

1）推磨牙向远中：即向远中整体移动或直立磨牙以获得牙弓间隙，同时纠正磨牙关系，通常上颌牙弓每侧可获得3～6mm间隙，具体可获得间隙的数量需要通过CBCT进行估计。

【适应证】　①因上颌第一磨牙前移导致的轻度牙列拥挤；②磨牙呈远中关系；③第二磨牙未萌出或初萌尚未建𬌗；④最好无第三磨牙。

【矫治装置】　①口外弓，内弓与牙弓形态一致，前部应离开切牙唇面2～3mm，在内弓的末端放置开大型螺簧，可在牵引力状态下借助螺簧弹性推磨牙远移（图8-1）。外弓部分自侧切牙远中弯向口外，两末端弯曲呈钩状。使用口外弓推磨牙远移时，所用的牵引力每侧为300～500g，每天至少戴用

12小时，并根据患者的颌面部垂直发育情况调整牵引方向。②活动矫治器，采用活动矫治器推上颌磨牙向远中（图8-2），一般可获得3mm左右间隙。为了增强支抗，前牙区的唇弓由不锈钢丝和树脂构成，在侧切牙远中弯制牵引圈，必要时可联合使用口外弓。为减小磨牙远移过程中的移动阻力，可在前牙腭侧增加一薄层平面导板，使后牙脱离咬合接触1mm。③腭侧固定矫治器，最常用的是"摆"式矫治器（图8-3），其远移磨牙的弹簧曲由

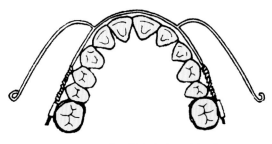

图8-1 口外弓推上颌磨牙向远中

直径0.8mm的TMA丝弯制而成，并用改良的Nance弓增加支抗。4根直径0.8～1.0mm不锈钢丝由腭部Nance弓的基托内部伸向前磨牙殆面，形成支托，矫治器戴入后通过粘接剂将支托与前磨牙殆面粘接固定。④微螺钉种植体，在上下颌第二前磨牙与第一磨牙之间，或第一、二磨牙之间植入微螺钉种植体可少量推磨牙远移。如果需要较大量的整体牙列远中移动，上颌微螺钉种植体应植入颧牙槽嵴，下颌微螺钉种植体应植入磨牙区外斜线。⑤下颌舌弓，借助下颌前牙的支抗可使磨牙直立或少量远中移动磨牙。舌弓由直径0.8～0.9mm不锈钢丝弯制而成，在第一磨牙近中制作U形曲，前部应与下颌前牙舌侧颈1/3接触。⑥下颌唇挡，可以将唇肌的力量传递至磨牙，使磨牙直立，同时缓解了来自唇肌的压力，使前牙趋于直立或唇向倾斜。

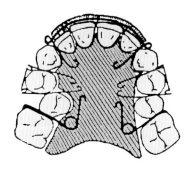

图8-2 活动矫治器推上颌磨牙向远中

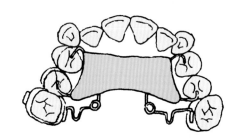

图8-3 "摆"式矫治器推上颌磨牙向远中

2）唇向移动切牙：适用于切牙较直立或舌倾的轻度拥挤。切牙切端唇向移动1mm可获得2mm间隙。与推磨牙远中移动等方法联合，则可以解除中度拥挤。

（2）扩展牙弓宽度　牙列拥挤患者可表现为不同程度的狭窄。使用扩大基骨和牙弓宽度的方法，能获得解除牙列拥挤所需的间隙。常见的宽度扩展有三种类型：矫形扩展、正畸扩展和功能性扩展。

1）矫形扩展

【适应证】　一般情况下，小于15岁的患者均适合矫形扩展，年龄越小效果越好；主要用于由骨性牙弓狭窄造成的中重度拥挤或伴后牙反殆的患者；对于上颌发育不足需前方牵引的骨性Ⅲ类错殆（ANB角＜0°），以及上颌宽度发育不足戴用功能矫治器治疗的骨性Ⅱ类错殆患者，可合并使用腭中缝扩展以协调上下颌牙弓宽度；下颌平面角正常或偏低，无开殆趋势。

【扩展速度】　按照腭中缝扩展速度，可分为两类，即快速腭中缝扩展和慢速腭中缝扩展。①快速腭中缝扩展：采用螺旋扩弓矫治器，如Hyrax腭中缝扩展装置（图8-4），每日将螺旋打开至少0.5mm（每日旋转至少2次，每次1/4圈），连续2～3周，可使腭中缝迅速打开10mm左右。上颌中切牙间会出现间隙，上颌骨及上颌后牙均向颊侧倾斜，上颌磨牙舌尖与下颌磨牙形成干扰，前牙区暂时出现开殆，当上颌磨牙舌尖与下颌磨牙颊尖舌斜面咬合时，停止加力，然后结扎固定螺旋开大器保持3～6个月，使新骨在扩开的中缝区沉积。②慢速腭中缝扩展：每周仅将螺旋打开1mm（每两天1次，每次旋转1/4圈），保持2～3个月可逐渐使腭中缝打开，牙弓扩展约10mm。与快速扩展一样，腭中缝扩展结束

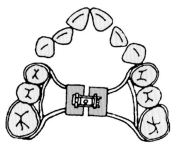

图8-4　Hyrax腭中缝扩展装置

后结扎固定螺旋开大器保持3～6个月。

【扩展效果】　可以使磨牙区增大10mm。此种方法既有骨缝效应，又有牙齿效应。年龄较大者骨缝效应减小，牙齿效应增大，易出现磨牙颊侧倾斜、舌尖下垂、下颌平面开大的不利倾向。在扩展过程中可在后牙区戴𬌗垫限制后牙伸长。

2）正畸扩展：指当腭中缝骨改建效应缺乏时，通过扩弓器主要使后牙向颊侧倾斜移动而扩大牙弓宽度，每侧可获得1～2mm的间隙。上颌牙弓正畸扩展的装置有螺旋器、分裂基托活动矫治器、菱形簧分裂基托活动矫治器（图8-5）及四角圈簧固定扩弓矫治器（图8-6）等。下颌牙弓正畸扩展的装置多采用唇挡及金属支架可摘式矫治器。

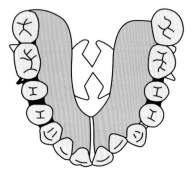

图8-5　上颌菱形簧分裂基托活动矫治器

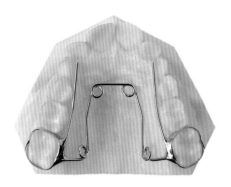

图8-6　上颌四角圈簧固定扩弓矫治器

3）功能性扩展：功能调节器由于颊屏和唇挡可以去除颊肌、唇肌对牙弓的压力，在舌体的作用下可使牙弓的宽度增加4mm。此种治疗往往需要从替牙早期开始并持续到青春发育快速期。

2. 邻面去釉　作为非拔牙矫治方法之一，可单独使用，也可以与牙弓扩展联合使用。此方法去除的是牙齿邻面接触点部位的牙釉质，厚度为0.25mm，每颗牙齿邻面去釉后可提供0.5mm的间隙。如果对第一磨牙近中的所有牙齿进行邻面去釉，可以得到5～6mm的可用间隙。

（1）邻面去釉适应证　①轻、中度牙列拥挤，特别是低角型病例；②牙齿较大，上下牙弓内牙齿大小比例失调；③口腔卫生好，牙齿无龋坏；④最好是成年患者。

（2）邻面去釉的程序和操作要求　①使用矫治器排齐牙齿，使牙齿间的接触关系正确。②根据牙列拥挤或牙量骨量不调的程度确定去釉的牙齿数目。③先分牙或使用开大型螺旋弹簧，使牙齿的接触点分开，便于去釉操作。④去釉的顺序从后向前。⑤使用弯机头和细钻去除邻面0.2～0.3mm的釉质，并做外形修整。⑥操作中应注意保护唇颊舌侧软组织及牙龈乳头。⑦去釉面涂氟，并提醒患者去釉后注意保持口腔卫生。

3. 拔牙矫治　通过减少牙齿数目达到牙量与骨量的协调。

（1）决定正畸拔牙的因素　拔牙矫治应对记存模型、X线头颅定位片及面部软组织侧貌进行全面的测量分析，在决定拔牙方案时要考虑以下因素。

1）牙弓拥挤度：每解除1mm的拥挤需要1mm的牙弓间隙。拥挤度越大，拔牙的可能性越大。

2）牙弓突度：使前突的切牙向舌侧移动1mm，需要2mm的牙弓间隙。

3）Spee曲线曲度：每整平1mm Spee曲线，需要1mm的牙弓间隙。

4）上下颌磨牙关系、尖牙关系及中线调整：利用拔牙间隙在牙弓内的分配和调整，调整上下颌磨牙、尖牙关系及中线。

5）支抗设计：根据拔牙间隙剩余量，决定支抗强度。

链接 支抗的强度如何划分?

关闭拔牙间隙时,在反作用力的作用下,支抗磨牙可发生前移。根据磨牙前移占据拔牙间隙的量,将支抗分为三种:最大支抗,保持后牙位置不动,75%或更多的拔牙间隙为前牙内收所使用;中度支抗,前后牙移动相等的距离来关闭拔牙间隙;最小支抗,75%或更多拔牙间隙通过前移后牙关闭。

6)垂直骨面型:有三种,通常依据下颌平面陡度来划分。均角,垂直向发育正常;高角,垂直向发育过度;低角垂直向发育不足(图8-7)。高角型病例拔牙矫治利多弊少,拔牙标准可以适当放宽,低角型病例拔牙要慎重。

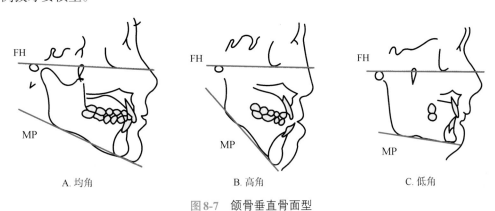

A. 均角　　　　　　　B. 高角　　　　　　　C. 低角

图8-7 颌骨垂直骨面型

7)矢状骨面型:上下颌骨矢状向位置关系有三种(Ⅰ类骨面型、Ⅱ类骨面型及Ⅲ类骨面型),临床上通过测量ANB角来进行划分,并确定上、下颌骨的突度(图8-8)。

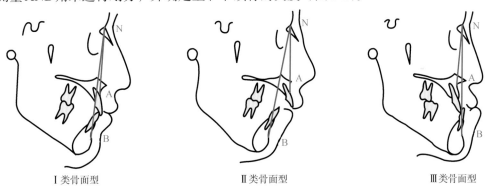

Ⅰ类骨面型　　　　　　Ⅱ类骨面型　　　　　　Ⅲ类骨面型

图8-8 颌骨矢状骨面型

链接 Ⅰ、Ⅱ、Ⅲ类骨面型拔牙模式的区别

①Ⅰ类骨面型:A点、B点正常、ANB角正常。为了保持上下牙弓间的协调关系,通常采用对称性拔牙。②Ⅱ类骨面型:A点前突或正常,B点后缩,ANB角增大。此时应根据上前牙前突的程度、上下牙弓拥挤度、磨牙关系调整等情况,决定上下颌对称或不对称拔牙,或上颌单颌拔牙。③Ⅲ类骨面型:A点正常或后缩,B点前移,ANB角减小。此时上颌相对发育不足,下颌发育过度,这时下颌可考虑拔牙,但上颌拔牙要特别慎重。④A、B点均前突。为了内收上下前牙、解除拥挤,上下颌对称拔牙的可能性较大。

8)面部软组织侧貌:在决定拔牙时,应重视软组织侧貌,特别是鼻-唇-颏关系的分析与评价。

9)生长发育:通过对生长发育评估,确定患者当前所处的发育阶段,选择适宜的治疗手段。单纯拥挤的治疗可以在青春发育快速期中进行;伴有颌间关系不调的复杂拥挤,若考虑对颌骨进行控制,应在快速生长期前1~2年进行治疗。

（2）拔牙治疗的基本原则

1）拔牙保守原则：虽然拔牙矫治有遗传学和生物学基础，但是拔牙矫治后对邻近牙周组织、牙齿邻接、上下牙齿咬合会带来或多或少的影响。因此，对于正畸拔牙需慎重同时还要考虑患者及家长的要求，能够不拔牙矫治的临界病例尽量不拔牙。

2）病牙优先原则：拔牙前应对口腔进行常规检查，并在全颌曲面断层片上对牙周膜、牙槽骨进行评估，尽可能拔除病牙。

3）左右对称原则：拔牙时应注意中线与对称的问题，中线（尤其上颌中线）对称与否是影响美观的重要因素。

4）上下协调原则：大多数情况下，一个牙弓拔牙后，对颌牙弓也需要拔牙，使上下牙弓的牙量保持一致，以得到良好的咬合关系。

（3）临床常见的拔牙模式

1）拔除4个第一前磨牙：为临床最常见的拔牙模式，该模式可以为前牙拥挤、牙弓前突提供最大限度的可用间隙。主要用于Angle Ⅰ类拥挤、双牙弓前突病例，也可以用于下前牙拥挤或前突的Angle Ⅱ类第1分类、上前牙拥挤的Angle Ⅲ类错𬌗。

2）拔除4个第二前磨牙：适用于牙列拥挤或牙弓前突较轻的Angle Ⅰ类边缘病例，特别是下颌平面角较大、前牙开𬌗或有开𬌗倾向时，或者第二前磨牙完全舌向或颊向错位时的简化疗程，或者牙齿发育异常，如畸形中央尖等情况。

3）拔除上颌2个第一前磨牙：适用于上颌前牙前突及拥挤明显的Angle Ⅱ类第1分类患者，下前牙排列位置基本正常，下颌平面角较大，年龄较大、下颌生长发育潜力较小。

4）拔除上颌2个第一前磨牙、下颌2个第二前磨牙：适用于磨牙明显远中关系的Angle Ⅱ类第1分类患者。上颌前牙前突拥挤明显，下颌切牙轻度拥挤或唇倾的患者，拔除下颌第二前磨牙可解除下前牙轻度拥挤，并可将磨牙关系调整为Ⅰ类。

5）拔除上颌2个第二前磨牙、下颌2个第一前磨牙：适用于上前牙拥挤不甚严重、下颌平面角较大的Angle Ⅲ类错𬌗。

6）拔除下切牙：适用于单纯下前牙拥挤，拔除一颗在牙弓之外的下切牙可以简化疗程，得到快速稳定的效果；也适用于前牙Bolton指数不协调，如上颌侧切牙过小。Angle Ⅲ类错𬌗有时拔除一颗下切牙，能够建立前牙覆盖关系并保持稳定。

（4）矫治方法　使用矫治器通过支抗的控制，调整前后牙的移动比例，关闭拔牙间隙，最终建立正常的磨牙关系和前牙覆𬌗覆盖关系。

第2节　反　𬌗

反𬌗是常见的错𬌗畸形之一。根据反𬌗发生的部位可分为前牙反𬌗、后牙反𬌗、全牙反𬌗等；根据发病机制可分为牙性反𬌗、功能性反𬌗和骨性反𬌗。不同类型的反𬌗其临床表现、病因及矫治方法有所不同。本节主要讨论多数前牙反𬌗及后牙反𬌗。

一、多数前牙反𬌗

多数前牙反𬌗是指3个以上的上颌前牙与对颌牙呈反𬌗关系。乳牙期、替牙期和恒牙期的患病率分别为14.94%、9.65%和14.98%。前牙反𬌗时磨牙多为近中关系，称Angle Ⅲ类错𬌗。前牙反𬌗对口腔功能、颜面美观和心理健康有较严重的影响，并随着患者的生长发育而加重。

（一）病因

1. 遗传因素　前牙反殆有明显的家族遗传倾向，同时也会受到环境因素的影响。因此，临床上不能通过简单询问家族史，判断患者前牙反殆的类型和估计预后。

2. 环境因素

（1）先天因素　先天性唇腭裂是前牙反殆的重要病因之一。反殆的发生率、出现部位及严重程度与唇腭裂的类型有关。其他一些先天性疾病，也可以是前牙反殆的病因，如先天性梅毒可以引起上颌骨发育不足，先天性巨舌症可以造成下颌骨发育过大，上颌恒牙先天缺失也常伴有前牙反殆。

（2）后天因素

1）全身性疾病：垂体功能亢进、佝偻病等导致前牙反殆。

2）呼吸道疾病：慢性扁桃体炎和腺样体增生可形成前牙反殆、下颌前突。

3）乳牙及替牙期局部障碍：乳磨牙邻面龋，乳牙早失和滞留，乳尖牙磨耗不足，口腔不良习惯等，不同程度地导致了牙齿位置异常、咬合关系紊乱、下颌前伸等，造成前牙反殆、下颌前突。

4）口腔不良习惯：咬上唇、吮指及下颌前伸习惯等都可造成前牙反殆、下颌前突。

（二）临床表现

1. 殆关系异常　牙性前牙反殆常表现为上前牙舌倾、下前牙唇倾。骨性前牙反殆则相反，为了代偿骨性不调，常表现为上前牙唇倾、下前牙舌倾。前牙反殆仅涉及一侧时，可表现为下颌偏斜。上前牙常伴有不同程度的拥挤，下牙弓一般较上牙弓宽大。特别是在矢状面向，磨牙多为近中关系。

2. 颌骨发育与颅面关系异常

（1）下颌生长过度，尤其是下颌体长度增加，下颌形态发育异常，表现为下颌角开大，下颌整体位置前移。

（2）上颌向前发育不足，造成上颌位置后缩，面中1/3凹陷。

（3）上下颌关系异常，呈现Ⅲ类骨面型。

（4）后颅底相对前颅底向前向下倾斜。

（5）上前牙唇倾，下前牙舌倾。

3. 面部软组织改变　前牙反殆时，面部软组织厚度发育基本正常，但可见唇部、颏部软组织厚度改变。侧面软组织仍呈明显的Ⅲ类骨面型。

4. 口颌系统功能异常　前牙反殆时可导致咀嚼节律紊乱、咀嚼功能下降，严重时可导致颞下颌关节功能紊乱。

（三）诊断

1. 根据殆关系分类　Angle错殆畸形分类法中将磨牙关系中性的前牙反殆列为Ⅰ类错殆，将磨牙近中关系的前牙反殆列为Ⅲ类错殆（图8-9）。

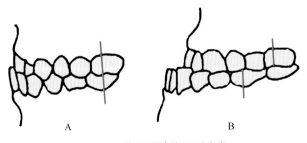

图8-9　前牙反殆的牙型分类

A. Angle Ⅰ类错殆；B. Angle Ⅲ类错殆

2.根据骨骼型分类　根据骨骼类型，下颌后退或处于下颌息止颌位时，前牙反𬌗可分为两种（图8-10）。

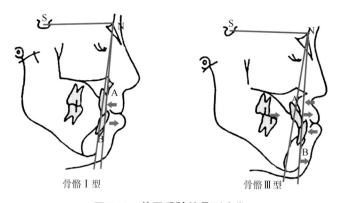

骨骼Ⅰ型　　　　　　　　　　　骨骼Ⅲ型

图8-10　前牙反𬌗的骨型分类

（1）骨骼Ⅰ型：ANB角≥0°，颌骨颜面基本正常。

（2）骨骼Ⅲ型：ANB角<0°，Ⅲ类骨面型、下颌前突且不能后退。

3.根据发病机制分类

（1）牙性反𬌗　由于替牙期局部障碍，上下切牙位置异常，形成单纯前牙反𬌗。此类前牙反𬌗，磨牙关系多为中性，骨骼Ⅰ型，预后良好。

（2）功能性反𬌗　由于后天因素导致的神经-肌肉参与、下颌前移所形成的Ⅲ类错𬌗也称假性Ⅲ类错𬌗。咬合干扰或早接触，是诱发功能性前牙反𬌗的主要原因。此外，口腔不良习惯、不正确的哺乳姿势、扁桃体肥大等引发的下颌位置前移也会导致功能性前牙反𬌗。常见于乳牙或替牙𬌗期。功能性前牙反𬌗磨牙关系多呈轻度近中，一般反覆盖较小，反覆𬌗较深，下颌骨大小、形态基本正常，但位置前移，表现为轻度的下颌骨前突和Ⅲ类骨面型。下颌可以后退至上下前牙对刃关系。下颌后退或处于姿式位时，侧貌改善明显。

（3）骨性反𬌗　由上下颌骨生长不均衡造成的颌骨间关系异常。患者表现为下颌发育过度、上颌发育不足或两者兼有。磨牙关系近中，前牙反𬌗，下颌前突且不能后退，Ⅲ类骨面型显著。

严重的骨性前牙反𬌗，下切牙代偿性舌倾，颏部前突明显，面中部矢状向发育不足，面部呈月牙形，同时伴有前牙开𬌗或开𬌗倾向。ANB角<-4°、SND角>83°。此类前牙反𬌗，矫治难度大，严重者应考虑正畸-正颌联合治疗。

骨性反𬌗又称真性Ⅲ类错𬌗。骨性反𬌗根据面部垂直关系可分为三型（图8-11）。

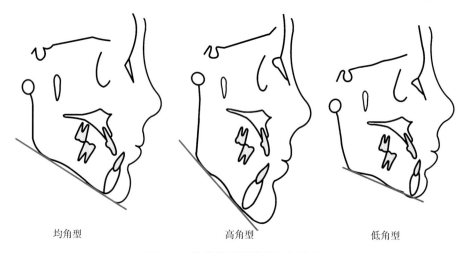

均角型　　　　　　　　　　高角型　　　　　　　　　　低角型

图8-11　骨性前牙反𬌗垂直向类型

1）均角型：此类患者表现为下颌平面角适中，前牙反覆殆及反覆盖适中。

2）高角型：此类患者表现为下颌平面陡、下颌角大、前牙反覆盖较小，常伴有开殆或开殆趋势。

3）低角型：此类患者表现为下颌平面平、下颌角小、前牙反覆盖较大、反覆殆较深。

链接 咀嚼效率是什么？

咀嚼效率是指机体在一定时间内，将一定的食物咬碎的能力，是咀嚼作用的实际效果。咀嚼效率的测量不但可以了解个体咀嚼功能的情况，还可以用于评定临床矫治和修复后的疗效。咀嚼效率测定方法有质量法、吸光法、比色法等。影响咀嚼效率的因素有牙的功能性接触面积、牙齿的支持组织、颞下颌关节疾病及全身性疾病。前牙反殆时咀嚼效率可有不同程度地降低。

（四）预后估计

前牙反殆的预后，可根据病史、临床检查和X线头影测量进行估计。

1. 病史　患者年龄较小，在替牙期发病，无家族史，则预后较好。而患者年龄较大，在乳牙期发病，同时存在家族史，预后较差。

2. 临床检查　磨牙关系呈中性或轻度近中，上前牙舌倾或直立，下前牙唇倾、有散在间隙，反覆盖较小，反覆殆较深，无后牙反殆及下颌偏斜，下颌后退时可以退至前牙对刃的患者则预后较好。而磨牙关系呈完全近中，上前牙唇倾、下前牙舌倾、反覆盖较大，有开殆或开殆倾向，下颌后退时前牙不能至对刃，伴有下颌偏斜的患者预后较差。

3. X线头影测量　ANB角≥0°，下颌角正常，颌骨长度正常，颞下颌关节位置正常，颏部前后径及颏角正常的患者则预后较好。ANB角＜0°，下颌角开大，下颌过大、上颌过小，颞下颌关节位置靠前，颏部前后径及颏角较小的患者预后较差。

（五）矫治

多数前牙反殆应强调早期矫治。

1. 乳牙期的矫治　在乳前牙反殆的病例中，牙性和功能性反殆较常见，颌骨畸形通常不明显。

（1）矫治原则

1）恢复下颌正常咬合位置，改善骨面型。

2）解除前牙反殆，促进上颌发育，抑制下颌过度生长。

（2）最佳时机　通常在4～5岁，疗程一般为3～5个月。少数骨骼畸形较明显的Ⅲ类错殆治疗比较复杂，疗程较长。

（3）矫治方法　常用的矫治方法有以下几种。

1）调磨乳尖牙。乳牙反殆的患者乳尖牙常常磨耗不足，分次调磨乳尖牙牙尖，可以纠正乳前牙的反殆。

2）应用上颌殆垫舌簧矫治器。该矫治器在临床上常用，可以单独使用，也可以与其他矫治装置（如颏兜等）联合使用。

3）应用下前牙联冠式斜面导板矫治器：适用于乳牙期以功能因素为主的前牙反殆，患者反覆殆较深、反覆盖不大，牙列较整齐、不伴有拥挤。

4）应用功能调节器Ⅲ型（Frankel Ⅲ型）：适用于功能性反殆并伴有轻度上颌发育不足、下颌发育过度的病例。由于该矫治器不直接作用于牙齿，尤其适用于乳切牙临近替换的患者。

5）应用上颌前方牵引器：适用于乳牙期上颌发育不足为主的骨性前牙反殆，上颌前方牵引器需配合口内矫治器使用。

2. **替牙期的矫治**　替牙期的前牙反𬌗可能是功能性和骨性反𬌗的混合，因此要区别患者的现有错𬌗类型并预计其发展趋势。

（1）矫治原则

1）功能性反𬌗：治疗原则为解除前牙反𬌗，恢复下颌正常咬合位置，改善骨面型。一般不需要拔牙，有时为了舌向移动下前牙以解除反𬌗，需要对下颌乳尖牙进行减径或拔除。

2）骨性反𬌗趋势：下颌生长超过上颌者，可在观察期中使用头帽颏兜，以抑制下颌向前生长；对于上颌发育不足的患者可使用上颌前方牵引器。

3）替牙期反𬌗伴有牙列拥挤或牙列拥挤趋势：只要拥挤不影响反𬌗的矫治，不要急于拔牙，尤其是上颌；如上颌牙弓严重拥挤，不得不拔牙以解除拥挤的患者，下牙弓往往也要拔牙。

（2）矫治方法

1）上颌𬌗垫式矫治器、功能调节器Ⅲ型、头帽颏兜、上颌前方牵引器也适用于替牙期前牙反𬌗的矫治。

2）肌激动器、颌间诱导丝，主要适用于替牙期，以功能因素为主的前牙反𬌗（图8-12）。

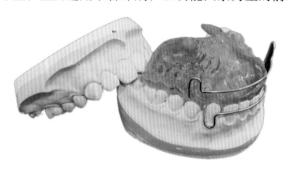

图8-12　肌激动器的基本结构及颌间诱导丝

3. **恒牙早期的矫治**　恒牙早期颌骨与牙齿的发育基本完成，即使初期是功能性反𬌗，此期也或多或少伴有骨性畸形，很难通过改变生长来调整颌骨关系，移动颌骨的可能性也不大，此期正畸治疗的目的是通过牙齿位置的改变，建立适当的覆𬌗覆盖关系，掩饰已存在的骨性畸形。

（1）矫治原则　通过改变牙的位置建立适当的覆𬌗覆盖关系。

（2）矫治方法

1）恒牙早期上颌发育不足、伴有上牙弓拥挤的反𬌗患者，为维持面型拔牙需慎重。对于仍有生长潜力的患者，可尝试使用前方牵引器促进上颌向前发育。高角型患者扩大上颌牙弓有可能造成前牙开𬌗，此时可以考虑拔牙。上颌生长完成，上牙弓严重拥挤的患者，应考虑拔牙矫治。

2）以下颌前突为主要特征的恒牙早期前牙反𬌗，常需要拔牙矫治。根据下颌前牙舌向移动的量，决定拔牙模式。对伴有前牙开𬌗或有开𬌗倾向的高角型患者，首选拔除下颌第二或第三磨牙。

需要注意的是，在确定是否拔牙矫治及拔牙模式时应防止超限矫治。对于骨性Ⅲ类前牙反𬌗需综合考虑骨骼畸形的程度、生长发育、患者要求等，谨慎选择正畸代偿治疗或待成年后选择正畸-正颌联合治疗。

二、后牙反𬌗

后牙反𬌗可发生在乳牙期、替牙期或恒牙期。个别后牙反𬌗时，对咀嚼及颌骨发育影响不大，而多数后牙反𬌗则会对功能、颌面部发育及颞下颌关节有较大影响。后牙反𬌗可发生在单侧，也可发生在双侧，单侧多数后牙反𬌗时，常合并前牙反𬌗，其下颌中线、颏部及下颌多偏向反𬌗侧，导致颜面不对称。双侧多数后牙反𬌗时，上牙弓及上颌骨宽度发育受限，上颌牙弓狭窄，面部表现狭长，但左右对称。

（一）病因

（1）由乳磨牙早失或滞留引起上颌后牙舌向错位或下颌后牙的颊向错位，可导致个别后牙反殆。后牙区的拥挤也可导致个别后牙舌向移位。

（2）一侧多数牙龋坏的患者，长期偏侧咀嚼可导致单侧多数后牙反殆。

（3）长期一侧下颌不正常受压，如一侧托腮的习惯，可以使下颌逐渐偏向另一侧，引起另一侧多数后牙反殆。

（4）口呼吸患者两侧腮部压力增大，上牙弓逐渐变窄，可引起双侧多数后牙反殆。

（5）腭裂患者，上颌牙弓宽度发育不足，常伴有双侧后牙反殆。

（6）替牙期由于咬合干扰引起下颌偏斜，常引起单侧后牙反殆。

（7）巨舌症引起下牙弓过于宽大，常导致后牙反殆。

（8）髁突的良性肥大，容易引起下颌偏斜，导致后牙反殆。

（二）临床表现

后牙反殆可发生在单侧后牙，也可发生在双侧后牙，表现为下颌后牙的颊尖及其舌斜面位于相对应的上颌后牙颊尖及颊斜面的颊侧。多伴有殆干扰和下颌骨功能性移位，严重者还会出现颞下颌关节的症状及颜面部畸形。

（三）诊断

后牙反殆需要在矢状向、横向及垂直向明确牙性和骨性畸形存在的部位及其严重程度；同时还要关注上下颌牙列咬合接触时的动态情况，明确干扰是否存在及其严重程度，为正确诊断和治疗奠定基础。

（四）矫治

1. 牙性后牙反殆

（1）上颌后牙舌向倾斜导致的后牙反殆 ①采用上颌扩弓矫治器，颊向移动上颌后牙，纠正后牙反殆。常用上颌扩弓装置有分裂基托、四眼扩弓簧、W扩弓簧、螺旋扩弓簧等。②单侧后牙反殆可使用单侧放置双曲舌簧的上颌单侧殆垫矫治器，矫治过程应注意加强健侧支抗。③采用固定矫治器，上下颌后牙交互牵引，矫治舌向倾斜的上颌后牙，交互牵引时应注意维持下颌后牙正常的颊舌向倾斜度。

（2）下颌后牙颊向倾斜导致的后牙反殆 多采用上下颌后牙间的交互牵引。

（3）后牙拥挤导致的个别牙反殆 多通过减牙数或其他方法创造间隙，然后利用固定矫治器弓丝或配合上下颌后牙间的交互牵引进行矫治。

2. 骨性后牙反殆

（1）上颌牙弓狭窄导致的后牙反殆 腭中缝闭合前多采用上颌扩弓装置，扩大腭中缝，同时颊向移动上颌后牙，纠正后牙反殆。腭中缝闭合后对于轻度上颌牙弓狭窄的患者，仍可以使用上颌扩弓装置，慢速扩弓实现上颌后牙代偿性颊向移动，以纠正后牙反殆；对于严重的上颌牙弓狭窄，则需要通过种植体、手术辅助的方法扩展上牙弓或者选择正畸-正颌联合治疗。

（2）下颌牙弓过宽导致的后牙反殆 ①对于轻度下颌牙弓过宽导致的后牙反殆可通过上下颌后牙交互牵引，使下颌后牙代偿性舌向移动进行矫治，或者通过扩大上颌牙弓达到矫治后牙反殆的目的。②对于严重下颌牙弓过宽导致的后牙反殆只能采用正颌手术缩窄过宽的下颌牙弓矫治后牙反殆。

矫治过程中，可以适当调磨牙尖，以建立上下颌良好的咬合关系。骨性后牙反殆在生长发育期矫治效果好，反殆矫治后应配合咀嚼肌的训练，以巩固疗效。

第 3 节　前牙深覆盖

前牙深覆盖是指上前牙切端至下前牙唇面的最大水平距离超过3mm。其患病率仅次于牙列拥挤，是一种常见的错𬌗畸形。此类错𬌗磨牙多为远中关系，常伴有前牙深覆𬌗，为典型Angle Ⅱ类错𬌗第1分类。由局部因素所致，上前牙唇向错位、下前牙舌向错位或下切牙先天性缺失的Angle Ⅰ类错𬌗也会出现前牙深覆盖。此类错𬌗畸形影响面部美观，严重者还会影响正常的口腔生理功能。

一、病　　因

造成前牙深覆盖的原因是上下颌（牙弓）矢状关系不调，上颌（牙弓）过大或前突；下颌（牙弓）过小或后缩。上下颌骨（牙弓）关系不调受遗传与环境两方面因素的影响。

（一）遗传因素

研究显示，Angle Ⅱ类错𬌗上颌牙量相对下颌牙量偏大。此外，受遗传因素的控制，上颌前牙区的额外牙、下切牙先天性缺失及恒牙萌出顺序的异常等均可导致前牙深覆盖。严重的骨骼畸形，如下颌发育过小、上颌发育过大，也受遗传因素的影响。

（二）环境因素

1. 全身因素　全身性疾病如钙磷代谢异常、佝偻病等，由于肌肉及韧带张力减弱，上牙弓狭窄，上前牙前突及磨牙为远中关系。

2. 局部因素

（1）鼻咽部疾病　如慢性鼻炎、腺样体肥大等造成上气道狭窄而以口呼吸代替。口呼吸时头部前伸，下颌连同舌下降后退，久之形成下颌后缩畸形；长期的口呼吸可以形成上牙弓狭窄、前牙前突、腭盖高拱，最终表现出前牙深覆盖和磨牙远中关系。

（2）口腔不良习惯　如长期吮拇指、咬下唇等都可以给上前牙长期施以唇向压力，导致上前牙唇向倾斜；同时使下前牙舌向倾斜、拥挤，造成前牙深覆盖。

（3）替牙障碍　如上颌第二乳磨牙大面积邻面龋或早失，上颌第一磨牙异位萌出等，导致上颌磨牙前移形成磨牙远中关系，前牙深覆盖。

（4）其他　如下唇瘢痕组织压迫下前牙舌倾，出现前牙深覆盖，严重者会导致下颌后缩。

二、临床表现

前牙深覆盖的临床表现包括牙和颌骨的畸形。

1. 牙　表现为上下颌前牙切端前后向水平距离大于3mm，磨牙多为远中关系（少数患者也可以是中性关系）。

2. 颌骨　上颌前突，或者下颌后缩，或者上颌前突合并下颌后缩。多数患者上颌牙弓宽度较下颌牙弓宽度窄，并且上颌牙量大于下颌牙量。

🔗 **链接**　什么是"开唇露齿"？

"开唇露齿"是指在放松状态下，上下唇不能自然闭合，在上前牙前突时常见到上唇短翘翻卷的状态。"开唇露齿"不仅影响面部美观，而且导致不能准确发唇齿音。前牙前突时，牙龈得不到保护而外露，变得干燥，容易发生牙龈炎。嘴唇翻卷时得不到唾液的湿润，容易干裂。治疗"开唇露齿"，首先要尽早破除口腔不良习惯。

三、诊 断

（一）前牙深覆盖的分度

前牙深覆盖可以根据距离大小进行分度。

Ⅰ度：3mm＜覆盖≤5mm。

Ⅱ度：5mm＜覆盖≤8mm。

Ⅲ度：覆盖＞8mm。

（二）前牙深覆盖的分类

按病因机制分为牙性、功能性和骨性。

1. 牙性深覆盖 主要原因是上下前牙位置或牙齿的数目异常，如上前牙唇向错位、下前牙舌向错位；或上颌前牙区额外牙或下颌切牙先天性缺失等。这种原因造成的深覆盖上下颌骨及颅面关系基本协调，磨牙关系呈中性。常见于替牙期及恒牙期，治疗较为简单。

2. 功能性深覆盖 由于口腔不良习惯，殆障碍因素引起异常的神经肌肉反射可导致下颌功能性后缩。例如，当上牙弓尖牙和后牙段宽度不足时，下颌在牙尖交错殆时被迫处于后缩位置，形成磨牙远中关系，前牙深覆盖。功能性下颌后缩时，上颌一般发育正常，当下颌前伸至磨牙中性关系时，上下牙弓矢状向关系基本协调，面型明显改善。

3. 骨性深覆盖 由于颌骨发育异常导致上下颌骨处于远中关系，多伴有深覆殆。ANB角＞5°，骨型前牙深覆盖典型表现为Angle Ⅱ类错殆第1分类。

四、矫 治

（一）早期矫治

通常在替牙期到恒牙早期，多采用矫形力或功能矫治器对颌骨畸形进行生长改良。

1. 去除病因 如尽早破除各种口腔不良习惯，及时治疗鼻咽部疾病。

2. 处理替牙障碍 如尽早拔除上颌前牙区额外牙，关闭间隙，减小前牙覆盖。及时治疗乳牙龋坏，第二乳磨牙早失后及时戴用缺隙保持器，恢复后继恒牙萌出空间。

3. 扩大上颌牙弓，纠正轻中度宽度不足。

4. 直立舌倾的下前牙。

5. 骨性深覆盖的生长改良

（1）上颌正常、下颌后缩 矫治原则是近中移动下颌及促进下颌向前生长。近中移动下颌是矫治前牙深覆盖、磨牙远中关系和增进面部和谐与平衡的有效方法。在颌骨生长发育阶段采用功能矫治器（例如肌激动器、功能调节器Ⅱ型），调整下颌的位置，促进下颌的向前生长，对多数Angel Ⅱ类错殆、前牙深覆盖和磨牙远中关系的矫正均能起到很好的作用。

颌骨的生长发育期一般较肢体骨骼长。而下颌骨是人体生长持续时间最长的骨骼，男性一直持续到23岁，女性持续到20岁。

（2）下颌正常、上颌前突　治疗原则是远中移动上颌或抑制上颌向前生长。采用矫形力将上颌骨远中移动的难度很大，然而抑制上颌向前发育是可行的。对于有上颌前突或前突倾向的Angle II类错𬌗，在发育的早期采用口外弓限制上颌向前生长，最终建立正常的上下颌矢状向关系。

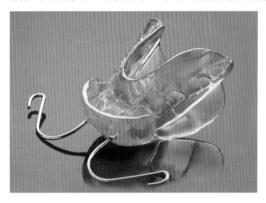

图8-13　口外弓高位牵引与肌激动器联合使用

（3）后部牙槽高度不调　早期进行矫治能对后部牙槽的高度进行有效控制。①对以下颌后缩为主，下颌平面角较大的Angle II类错𬌗高角型病例，临床上常将口外弓高位牵引与肌激动器联合使用，引导下颌向前、向上，减小后牙及牙槽的高度，降低下颌平面角（图8-13）；②对以下颌后缩为主，下颌平面角较低的Angle II类错𬌗低角型病例，则利用口外弓低位牵引与斜面导板功能矫治器联合使用；③对以下颌后缩为主，下颌平面角正常的病例，可联合采用水平牵引的口外弓与引导下颌向前的功能矫治器。

（二）一般矫治

1. 牙性深覆盖　应根据牙弓拥挤度、前牙唇倾度、Spee曲线曲度等确定矫治方案。

对于上下颌无拥挤或轻度拥挤，上前牙唇倾，上颌后牙有足够间隙的患者，多采用推上颌磨牙远移的不拔牙矫治，缓解前牙拥挤的同时纠正磨牙远中关系。若上牙弓较下牙弓狭窄，需配合扩大上颌牙弓宽度。如果上颌牙量较大，可选择邻面去釉，调整Bolton指数。如果上颌后牙间隙不足，可考虑拔除上颌一对第二前磨牙以减小前牙覆盖。

最佳时机：推上颌磨牙远中移动的最佳时机应该在第二磨牙萌出前，此时通过第一磨牙远移，每侧可得到2～4mm间隙。方法：推磨牙远移可以采用口外弓、口内固定矫治器或两者联合使用，种植支抗配合固定矫治器或隐形矫治器。

2. 骨性深覆盖　为达到解除牙列拥挤、减小前牙覆盖、纠正磨牙关系的目的，常需要通过减数拔牙提供间隙。常用的拔牙模式为减数上颌第一前磨牙和下颌第二前磨牙，对于生长发育潜力较大的患者，也可以考虑减数4颗第一前磨牙。上颌拔牙间隙主要用于排齐上牙弓、上颌前牙远移、减小覆盖，下颌拔牙间隙主要用于整平Spee曲线、下颌后牙前移，调整磨牙关系。矫治过程应注意上下颌支抗的控制。

矫治过程分为3个阶段，排齐整平上下牙列、关闭间隙和纠正磨牙关系。

🔗 **链接**　恒牙期前牙深覆盖减数4颗前磨牙（以直丝弓矫治器为例）

①排齐整平上下牙列：可使用颌内力牵引上颌尖牙远移，建立尖牙中性关系。为增加上颌支抗，最大限度内收前牙，可配合使用口外弓或上颌后牙区种植支抗。②内收切牙，减小覆盖：上颌前牙内收时应注意控制转矩，避免过度直立或出现舌倾现象，同时还要继续整平牙弓，防止"钟摆效应"导致覆𬌗加深。③纠正磨牙关系：根据患者情况选择使用II类牵引、口外弓及种植支抗，实现前后牙的差别移动，在深覆盖纠正的同时建立中性磨牙关系。

（三）正畸-正颌联合治疗

上颌前突和（或）下颌后缩严重的成年患者，可以选择正畸-正颌联合治疗。正颌手术前多数患者需拔除下颌第一前磨牙，以解除下前牙过度唇倾，上颌可能会拔除一对前磨牙，用来排齐上颌牙列，并解除上前牙唇倾。通过正颌手术使前后牙建立正确的𬌗关系，并协调牙颌面关系，改善口颌系统功能和颜面部美观。

第4节 深 覆 𬌗

深覆𬌗是一种上下颌牙弓及颌骨垂直向发育异常导致的错𬌗畸形，即前牙及牙槽高度发育（相对）过度，后牙及牙槽高度发育（相对）不足。

> **链接** 儿童"暂时性"深覆𬌗
>
> 儿童容易发生错𬌗畸形，但有些是属于𬌗发育过程中的生理现象，随着儿童的生长发育，可以自行调整，故称为生理性错𬌗或暂时性错𬌗。例如，儿童前牙轻度深覆𬌗，在第一磨牙、第二磨牙萌出及建𬌗后可自行改善。

一、病　因

1. 遗传因素　咀嚼器官以退化性性状的遗传占优势，上下颌骨间大小不调可导致深覆𬌗。常见上颌发育过度，下颌发育（相对）不足，或遗传导致的上前牙相对下前牙过大，形成深覆盖，导致深覆𬌗；或下颌支发育过大，下颌平面角较小，下颌呈逆时针旋转生长，导致深覆𬌗。

2. 环境因素

（1）先天因素　牙胚发生过程中，由环境因素异常导致上颌前牙区出现额外牙，引起前牙深覆盖，下前牙失去垂直向咬合限制，导致深覆𬌗。

（2）后天因素

1）全身因素：儿童时期全身慢性疾病导致颌骨发育不良，磨牙萌出不足，后牙牙槽高度发育不足导致下颌向前、向上旋转，前牙继续萌出，前牙牙槽高度发育过度。

2）局部因素如下。①功能因素：下颌功能性后缩使下前牙脱离咬合而伸长，后牙区承受咬合力过大而压低。②口腔不良习惯：在牙尖交错位时紧咬牙习惯，咬肌、颞肌、翼内肌张力过大，抑制后牙牙槽高度的生长。咬下唇习惯可阻碍下颌、下牙弓向前发育，形成下颌后缩、下前牙拥挤、前牙深覆𬌗等畸形。③替牙障碍：上下颌同时多数乳磨牙和（或）第一磨牙早失，或双侧多数磨牙严重颊、舌向错位引起的后牙过度磨耗，使颌间垂直距离降低导致前牙深覆𬌗；先天性缺失下颌恒切牙或乳尖牙早失，下切牙向远中移位使下牙弓前段缩小，下切牙与上切牙无正常𬌗接触，导致下切牙过长，前牙深覆𬌗。

二、临床表现

单纯的深覆𬌗，仅表现为前牙区牙齿或牙槽高度发育过度，牙弓及颌骨矢状向关系正常。但多数情况，深覆𬌗往往与牙弓及颌骨的矢状向异常同时存在，如Angle Ⅱ类错𬌗第1分类，由于下颌长度发育不足或后缩，下颌切牙脱离与上颌切牙接触，下颌切牙及前段牙槽骨垂直向过度生长造成深覆𬌗。Angle Ⅱ类错𬌗第2分类患者由于上前牙长轴舌倾，下前牙舌倾，从而改变生长方向，形成深覆𬌗，其主要的临床表现如下。

1. 牙齿　前牙区表现为上颌切牙直立或舌倾，上颌牙列拥挤，下颌牙列内倾拥挤；在磨牙区，由于下颌发育受限，下颌被迫处于远中位，磨牙常呈远中关系；如高度不调仅限牙弓前段，磨牙亦可呈中性关系。

2. 牙弓　上下牙弓呈方形，切牙内倾导致牙弓长度变短。下颌牙弓Spee曲线曲度过大；上牙弓因切牙内倾纵殆曲线常呈反向曲线。

3. 颌骨　上下颌骨一般发育较好，由于前牙闭锁殆，下颌前伸及侧向殆运动受限，下颌仅能做开闭口铰链式运动，下颌角小，或升支过长，下颌平面角小。

4. 咬合及牙周组织　前牙深覆殆，上颌前牙舌倾，覆盖＜3mm，甚至为0～1mm，呈严重的闭锁状态。可能引起创伤性牙龈炎、急性或慢性牙周炎，严重时成年患者会出现牙槽骨吸收，牙齿严重磨损及松动。

5. 关节　下颌运动长期受限的一些患者，下颌髁突向后移位，关节后间隙减小，可伴发咬肌、颞肌、翼内肌压痛，出现张口受限等颞下颌关节功能紊乱症状。

6. 肌肉　唇张力过大，颏唇沟深，下唇常覆盖在上切牙牙冠唇面1/2以上，咬肌发达，牙尖交错位时各肌电位均增大，颞肌后份功能亢进。

7. 面型　面下1/3的高度通常较短，下颌平面角小，咬肌发达，下颌角区丰满。

三、诊　断

1. 深覆殆的分度　根据覆殆程度的大小将深覆殆分为三度（详见第4章第2节）。

2. 深覆殆的分类　根据深覆殆形成的机制不同，将深覆殆分为牙性和骨性两类。

（1）牙性深覆殆　主要由牙或牙槽垂直向发育异常引起。表现为上下颌前牙及牙槽高度过高，后牙及后牙槽高度过低。此外，上前牙牙长轴垂直或内倾，下前牙有先天性缺失牙或下牙弓前段牙列拥挤导致下牙弓前段变短；磨牙关系多为中性、少数为轻度远中或完全性远中；面下1/3短，X线头影测量显示主要为牙轴及牙槽的问题。上下颌骨大小、形态及矢状向位置关系基本正常，颜面部畸形不明显。

（2）骨性深覆殆　除有牙性深覆殆的表现外，同时还伴有上下颌骨间位置异常及面部畸形。磨牙关系多为远中关系。X线头影测量显示ANB角大，后、前面高比＞65%，下颌平面角小，下颌支过长，下颌呈逆时针旋转生长型。

四、矫　治

深覆殆的矫治原则是通过协调前后段牙弓及牙槽的垂直高度来打开咬合，纠正前牙长轴，协调上下颌骨间矢状向位置关系，矫正深覆殆、深覆盖。Angle Ⅱ类错殆第2分类患者，首先要改正上下前牙牙长轴，然后再进行下一步治疗，此类患者拔牙矫治需慎重。

（一）生长期患者

1. 牙性深覆殆

（1）矫治原则　纠正切牙长轴，抑制上下颌切牙的生长，促进后牙及牙槽高度生长。通过协调前后段牙及牙槽高度来打开咬合。

（2）矫治方法

1）替牙期患者：采用上颌活动矫治器。在内倾的上前牙舌侧设计双曲舌簧，舌簧上附平面导板。舌簧的作用是使内倾的切牙向唇侧，以纠正切牙长轴；平面导板的作用是压低下前牙，同时打开后牙区咬合，使后牙升高，从而改善下颌Spee曲线曲度。或采用2×4固定矫治器纠正上前牙长轴，根据患者具体情况选择上颌平面导板、Ⅱ型、twin-block等功能矫治器进行矫治。待上切牙长轴改正、深覆殆改善后，视下颌情况再选择活动或固定矫治器排齐下前牙，纠正下切牙内倾并进一步调整Spee曲线。对于下切牙先天性缺失的患者，视下切牙长轴矫正后间隙大小酌情处理，必要时用义齿修复以保持上下切牙正常的覆拾覆盖关系。

2）恒牙早期患者：开始就可以采用固定矫治器。先纠正上颌切牙长轴，形成一定程度覆盖后再粘接下颌托槽，排齐下切牙并整平 Spee 曲线，最后建立良好的前牙覆拾覆盖关系。

2. 骨性深覆拾

（1）矫治原则　纠正舌倾的上前牙，解除闭锁拾，消除妨碍下颌骨向前发育的障碍，从而协调上下颌骨间的关系，刺激后牙及后牙槽高度的生长，抑制前牙及牙槽高度的生长。

（2）矫治方法

1）替牙期病例：可用上述的舌簧平面导板活动矫治器。对于上下颌骨矢状方向严重不调的病例，可以采用功能矫治器。如斜面导板、肌激动器等，以刺激下颌向前生长，待上下颌骨关系基本纠正后，再用固定矫治器排齐牙列，进一步整平 Spee 曲线，并用 II 类颌间牵引等手段巩固上下颌骨间的协调关系。

2）恒牙早期的病例：先用固定矫治器纠正上颌切牙长轴，同时用平面导板进行牙槽垂直方向的调整，进一步整平 Spee 曲线。上前牙长轴纠正后，如果覆盖较大、磨牙呈明显的远中关系，可考虑用功能矫治器进行下颌位置的调整，然后再在下颌使用固定矫治器排齐牙齿。如果覆盖较浅，磨牙关系已自行调整至中性，则可以直接用固定矫治器进行排齐、整平。

（二）生长后期及成年患者

对于生长发育基本结束或已经结束的成年患者，应重点矫治牙及牙槽的异常。使用固定矫治器打开咬合，整平 Spee 曲线。III 度深覆拾牙龈损伤的成年患者，必要时可选择正颌手术进行治疗。

1. 牙性深覆拾

（1）矫治原则　纠正上前牙长轴，整平 Spee 曲线。

（2）矫治方法　采用固定矫治器，先纠正内倾的上颌切牙以解除对下颌的锁结，上牙弓舌侧可用小平面导板矫治器。待上前牙内倾纠正后，再矫治下颌，排齐整平，使上下前牙建立正常的覆拾覆盖关系。

2. 骨性深覆拾

（1）矫治原则　纠正上前牙长轴，整平 Spee 曲线，协调上下颌骨关系。

（2）矫治方法　成人骨性深覆拾，尤其是后面、前面高比例过大，下颌升支过长，下颌平面角小的患者，矫治难度很大。

1）轻度骨性深覆拾：可采用正畸治疗。一般使用固定矫治器，先矫治上颌以纠正内倾的切牙长轴，并附上颌舌侧小平面导板，使后牙伸长改善深覆拾。待上前牙长轴纠正后再矫治下颌。对上前牙过度萌出，后牙萌出不足的患者，必要时可采用 J 形钩或种植体牵引压低上前牙，后牙垂直牵引以刺激后牙及牙槽的生长，待深覆拾纠正后，再矫治下颌，排齐牙列，整平 Spee 曲线，使上下前牙建立正常的覆拾覆盖关系。

2）严重的骨性深覆拾：特别是后面、前面高比例过大，下颌升支过长，下颌平面角小的患者，用正畸手段打开咬合，改正深覆拾的难度很大，必要时可采用正畸-正颌联合治疗，以恢复正常的覆拾覆盖关系。

3）年龄较大、后牙磨损过多、垂直高度不足的患者：上下牙排齐后如覆拾仍较深，无法用正畸方法矫正时，可配合修复的方法，在后牙区制作拾垫以升高后牙，使上下颌前牙获得正常的覆拾覆盖关系，同时恢复面下 1/3 的高度。

第5节　双颌前突

双颌前突是指上下颌前牙均前突，可同时伴有上下颌骨前突的错拾畸形。上下颌骨正常，仅上下颌前牙前突的双颌前突，也可称为双牙弓前突，是一种单纯牙性错拾。双颌前突有明显的种族倾向及地域差异，如黑种人、黄种人发病率较高，我国南方人较北方人发病率高。

一、病　　因

由于遗传因素、口腔不良习惯、替牙障碍及饮食习惯等，上下颌骨矢状向生长过度或上下颌牙列整体前移。

二、临床表现

患者上下唇前突，闭合不全。面中及面下 1/3 前突明显，颏部紧张。上下颌牙弓矢状向关系正常，前牙覆𬌗覆盖关系基本正常，磨牙多为中性关系。

三、诊　　断

根据颜面部检查、口腔检查和 X 线头影测量分析不难诊断。如果 SNA 角、SNB 角增大，则双颌前突存在骨性因素；如果 SNA 角、SNB 角正常，则双颌前突仅为牙性前突（双牙弓前突）。

四、矫　　治

1. 一般性矫治　对无骨性因素或轻、中度骨性因素的双颌前突，常采用一般性矫治。治疗的主要目标是通过减小上下颌前牙突度，从而减小上下唇突度，改善颜面部美观及唇闭合功能。为了较多的内收上下颌前牙，多选择拔牙矫治，常选择拔除 4 颗第一前磨牙，前牙内收过程中应注意增加支抗和控制前牙转矩（尤其要关注上颌）。如果双颌前突程度较轻，应考虑拔除 4 颗第二前磨牙，无须额外增加支抗，避免前牙过度内收；或拔除第三磨牙，利用种植支抗整体远移上下颌牙列，实现矫治目标。

双颌前突矫治疗程长，应密切关注前牙牙根及前牙内收后气道的改变。

2. 正畸-正颌联合治疗　对于较严重的骨性前突患者，需选择正畸-正颌联合治疗。

第 6 节　锁　　𬌗

锁𬌗又称跨𬌗可发生在牙弓的一侧，也可发生在牙弓的双侧。临床上可分为正锁𬌗和反锁𬌗。正锁𬌗是指下颌后牙的颊尖及其颊斜面咬合于上颌后牙舌尖及其舌斜面的舌侧，相应上下后牙𬌗面无接触（图 8-14A）。反锁𬌗是指下颌后牙的舌尖及其舌斜面咬合于上颌后牙颊尖及其颊斜面的颊侧，相应上下后牙𬌗面无接触（图 8-14B）。

一、病　　因

1. 个别牙锁𬌗　个别乳牙早失、滞留或恒牙胚位置异常，导致恒牙错位萌出可造成锁𬌗，常发生在第一前磨牙区。牙弓后段拥挤也可导致后牙锁𬌗，常出现在上下颌第二磨牙区。

2. 单侧多数后牙锁𬌗　常因一侧多数乳磨牙龋坏或早失，患者被迫使用对侧后牙进行单侧咀嚼，日久失用侧易形成深覆盖，进而发展成多数后牙正锁𬌗。少数患者可由上下颌基骨宽度不调导致后牙锁𬌗。

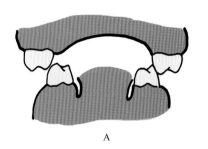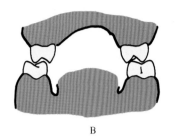

图8-14 锁拾

A. 一侧后牙正锁拾；B. 一侧后牙反锁拾

二、临床表现

后牙锁拾主要表现为上颌个别后牙或多个后牙被锁结在下后牙的颊（舌）侧，或是下颌个别后牙或多个被锁结在上颌后牙的颊（舌）侧，而咬合面无接触关系。

后牙锁拾可伴有不同程度的咬合干扰，从而使下颌骨发生移位，可诱发颞下颌关节疾病，严重的单侧后牙锁拾还可导致颜面部不对称。

三、诊　　断

后牙锁拾的诊断与后牙反拾的诊断相似，需要在矢状向、横向及垂直向明确牙性和骨性畸形存在的部位及其严重程度。同时还需要注意患者牙弓后段拥挤情况的诊断。

四、矫　　治

锁拾对咀嚼功能、颌面部发育及咀嚼器官的健康影响较大，应尽早进行矫治。矫治原则为打开咬合，解除锁结关系，使上下后牙向颊侧或舌侧移动。

1. 正锁拾

（1）个别前磨牙正锁拾　通过固定矫治器所产生的颌内牙齿移动或配合颌间交互牵引（图8-15）完成矫治。

（2）个别第二磨牙正锁拾　临床较常见，多由于上颌磨牙颊向错位，下颌磨牙轻度舌向错位或位置大体正常。通常需要拔除上颌第三磨牙，为矫治提供间隙。矫治过程中应注意对牙齿垂直向的控制。

（3）单侧或双侧多数后牙正锁拾　常见于下颌牙弓狭窄的患者，锁拾侧下颌后牙舌向错位严重，但上颌后牙颊向错位不明显。此类畸形矫治难度大，在矫治前、矫治中应密切关注颞下颌关节的健康情况。

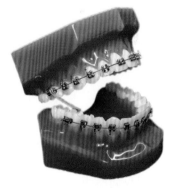

图8-15 上下颌后牙交互支抗牵引矫正锁拾

2. 反锁拾　后牙反锁拾的矫治原则及方法与后牙正锁拾相同，只是矫治力设计上下颌正好相反。

3. 锁拾矫治注意事项　因锁拾的后牙矫治前无拾面接触，牙尖缺少生理性磨耗，矫治后可根据情况选择性调磨；矫治锁拾还要注意牙弓后段拥挤问题，必要时可配合减数。

第7节 开　拾

开拾是上下牙弓及颌骨垂直向发育异常，表现为上下颌部分牙在牙尖交错位及下颌功能运动时，垂直向无接触。形成机制为前段牙、牙槽或颌骨高度发育不足和（或）后段牙、牙槽或颌骨高度发育过度。开𬌗矫治既要关注患者高度问题，还要注意宽度、长度有无异常。开𬌗可涉及前牙也可涉及后牙；可发生在乳牙期、替牙期和恒牙期，本节重点介绍恒牙期开𬌗。

一、病　　因

1. 口腔不良习惯　不良习惯所导致的开𬌗约占开𬌗病因的68.7%。常见的不良习惯有吐舌习惯，所形成的前牙区开𬌗间隙呈梭形，与舌的形态一致。此外，伸舌吞咽、吮拇指、咬唇、口呼吸等均可以在前牙区形成开𬌗。咬物习惯（如咬铅笔等）可在咬物的位置形成局部小开𬌗，开𬌗间隙与被咬物体断面形态一致。

2. 牙弓后段磨牙位置异常　常见于后牙区特别是末端区磨牙萌出过度，后牙区牙槽垂直向发育过度；也可见于下颌第三磨牙前倾或水平阻生，推挤下颌第二磨牙移位，使其𬌗向伸长，导致其他牙无𬌗接触，形成开𬌗。

3. 颞下颌关节病　如特发性髁突吸收，会导致髁突减小，下颌升支高度降低，下颌体向下、后呈顺时针旋转，形成开𬌗。

4. 佝偻病　严重的佝偻病患者由于骨质疏松，升下颌肌群与降下颌肌群的作用使下颌骨发育异常，下颌支短、下颌角大、下颌角前切迹深，下颌体向下、后呈顺时针旋转，形成开𬌗。

5. 遗传因素　关于开𬌗是否与遗传有关，目前尚有不同看法，需进一步研究。有些患者在生长发育过程中，上颌骨前份呈向前上旋转，下颌骨呈向后下旋转的生长型，可能与遗传有关。

🔗 **链接**　吐舌习惯与开𬌗的"孪生"关系

无论吐舌习惯是不是导致开𬌗的始发因素，一旦发生了开𬌗就会继发吐舌习惯，两者互相"成全"，从而加重开𬌗畸形。因此会给开𬌗的病因诊断带来困难。

二、临床表现

1. 牙及牙槽　前牙牙槽发育不足，后牙牙槽发育过度；或前牙萌出不足，后牙萌出过度。磨牙关系可呈中性、远中或近中关系。开𬌗范围可涉及前牙和前磨牙，严重者只有最后一对磨牙有𬌗接触。部分患者因缺少生理性磨耗，开𬌗区牙齿的发育叶清晰可见。

2. 牙弓　上下颌牙弓形态、大小、位置可能不协调，上颌纵𬌗曲线曲度较大，下颌 Spee 曲线较平或呈反向曲线。

3. 颌骨　上颌骨形态可能正常或宽度发育不足，腭穹隆高拱，其位置向前上旋转；下颌骨发育不足，下颌支短，下颌角大，角前切迹深，下颌体向前，下颌平面倾斜度增大，下颌骨向后下旋转。

4. 面部　严重开𬌗的患者，面下 1/3 过长，同时面宽度减小。

5. 咀嚼及语音功能　随着开𬌗程度及范围的增大，咀嚼功能及语音功能明显受到影响。

三、诊　　断

单纯牙性开𬌗较少，早期的牙性开𬌗会随着患者生长发育，发展成骨性开𬌗，因此开𬌗畸形应尽早矫治。

1. 开𬌗的分度　按照上下颌牙齿之间分开的垂直距离，将开𬌗分为3度：0mm＜Ⅰ度开𬌗≤3mm、

3mm＜Ⅱ度开殆≤5mm、Ⅲ度开殆＞5mm。

2. 开殆的分类　根据开殆形成的病因机制，可将开殆分为两型。

（1）牙性开殆　以牙齿及牙槽发育异常为主。其表现为前牙萌出不足，前牙槽高度发育不足；后牙萌出过高、后牙槽高度发育过度；或两者兼有。颌骨发育基本正常，面部无明显的畸形。

（2）骨性开殆　患者除牙齿及牙槽问题外，主要表现为下颌骨发育异常，下颌支短，下颌角大，角前切迹深，下颌呈顺时针旋转，面下1/3过长，严重者呈长面型，可能伴有上下前牙及牙槽骨的代偿性增长。

四、矫　治

开殆矫治的原则是去除病因，并针对开殆形成的机制、患者发育阶段，采用合适的矫治方法，达到解除或改善开殆的目的。

1. 破除口腔不良习惯　前牙开殆患者，应及时破除口腔不良习惯，否则矫治结果不稳定。

2. 一般性矫治　通过移动牙齿建立前牙覆殆。如采用固定矫治器联合种植支抗压低后牙；采用多曲方丝弓矫治技术直立后牙；摇椅弓配合前牙区垂直牵引；拔牙矫治，利用牙弓内间隙前移磨牙，内收前牙等，必要时可加强咀嚼肌的功能训练。

3. 正畸-正颌联合治疗骨性开殆　严重的成年患者应进行正畸-正颌联合治疗。

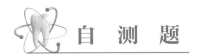 自　测　题

单选题

1. 患者，女，12岁，恒牙殆，磨牙中性关系，覆殆覆盖正常，上下牙列拥挤，明显前突，此患者最佳的治疗方法是（　　）
   A. 拔牙矫治
   B. 非拔牙矫治
   C. 推磨牙向远中
   D. 应用活动矫治器
   E. 应用功能矫治器

2. 患者，男，10岁，替牙殆，磨牙远中关系，覆殆覆盖Ⅲ度，上下牙列Ⅰ度拥挤，上颌位置正常，下颌后缩，此患者最好采用的矫治器是（　　）
   A. 方丝弓矫治器
   B. Begg矫治器
   C. 功能矫治器
   D. 活动矫治器
   E. 直丝弓矫治器

3. 容易引起开殆畸形的不良习惯是（　　）
   A. 吐舌习惯
   B. 吞咽习惯
   C. 睡眠习惯
   D. 咬下唇习惯
   E. 偏侧咀嚼习惯

4. 下列哪项不是牙弓、颌骨、颅面关系异常的表现（　　）
   A. 前牙反殆
   B. 前牙深覆殆、远中错殆、上颌前突
   C. 畸形牙
   D. 前牙反殆，面下1/3高度增大
   E. 一侧反殆，颜面不对称

5. 人类进化过程中，咀嚼器官的退化、减少呈不平衡现象，正确顺序是（　　）
   A. 肌肉居先，颌骨次之，牙齿再次之
   B. 肌肉居先，牙齿次之，颌骨再次之
   C. 颌骨居先，肌肉次之，牙齿再次之
   D. 颌骨居先，牙齿次之，肌肉再次之
   E. 牙齿居先，肌肉次之，颌骨再次之

（马冬梅）

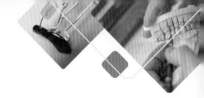

第9章
成年人正畸治疗

第1节　概　　述

随着社会、经济的发展，人们对生活质量要求的提升，需要正畸治疗的成年患者日趋增多。

现代正畸治疗学中增加了"成年人正畸"这一新概念，使传统意义上的正畸治疗范围得到极大地扩展。对成年人错𬌗畸形的检查和诊断，以及制订治疗计划涉及的面更广，这些对正畸治疗技能提出了更高的要求。

一、成年人正畸治疗的分类

成年人的正畸治疗概括为辅助性正畸治疗、综合性正畸治疗和外科与正畸联合治疗或正颌外科治疗3类。

（一）辅助性正畸治疗

辅助性正畸治疗即通过牙齿移动，为其他牙病的控制和恢复口腔功能的治疗提供更为有利的条件，大部分成年人正畸治疗属此类。其治疗的主要目标：①利于修复治疗；②消除菌斑附着区、改善牙槽嵴外形、建立良好的冠根比例和使𬌗力沿牙长轴传导，从而促进牙周健康；③改善口腔功能和美观。

辅助性正畸治疗的常用手段是应用矫治器对错位牙进行小范围牙移动（minor tooth movement, MTM）。MTM系指牙齿移动范围及距离较小、矫治目标单一、方法较简单的一类单纯牙性畸形的正畸治疗。

（二）综合性正畸治疗

综合性正畸治疗即对非骨性或仅有轻度骨性错𬌗畸形的健康成年人牙列进行的全面正畸治疗。

（三）外科与正畸联合治疗或正颌外科治疗

外科与正畸联合治疗或正颌外科治疗是指对成年人严重发育性或外伤性、骨性牙颌面畸形，采用外科与正畸联合治疗的方式对其进行矫治，重建牙、颌、面的三维关系，恢复牙颌面的生理功能与颜面美观。其正畸治疗的主要内容是配合颌面外科进行手术前、后正畸矫治及保持。

二、成年期正畸治疗与青春期正畸治疗的生理特点

成年期矫治因各方面原因，与青春期的矫治有较大差异，两者特点比较见表9-1。

表9-1　成年期矫治与青春期矫治的生理特点比较

项目	青春期矫治的特点	成年期矫治的特点
生长潜力	生长发育高峰期，发育和生长控制的潜力大，可塑性强	生长发育已完成，发育和生长控制的潜力小，可塑性差
组织反应	牙周组织细胞激活快，改建能力强，一般不会引起牙槽骨吸收	牙周组织细胞激活慢，改建能力差，可能会引起牙槽骨吸收加快
口腔疾病及全身性疾病	一般无明显全身性疾病；个别有口腔疾病，如龋齿、牙龈炎等	可能有某些全身性疾病，如糖尿病、心血管疾病等；口腔疾病一般较多，如龋齿、残冠、残根、牙缺失等，特别是牙周病和颞下颌关节病更为常见
功能平衡和咬合稳定性	通过治疗，可以明显改善颌位关系，功能平衡和咬合的可塑性强	由于长期的磨合，多数建立了代偿性咬合平衡，不适宜较大范围的改动和重建，只适合小范围的牙齿移动

三、成年人正畸治疗的特点

（一）美观要求

成年人偏重于口唇区的美观及整体容貌的改善，包括前牙的对称整齐、中线恢复、脸型比例协调及笑线的改善等。治疗过程侧重于掩饰疗法（如使用陶瓷托槽、片段弓技术等），减少治疗对社交活动的影响。

（二）社会心理

成年人对正畸治疗配合度高，但正畸动机和治疗心态复杂，对来自外界的评价及治疗中的细微变化更敏感、更细致。因此，要求治疗必须在患者充分理解治疗过程、难度、限度和效果后方可进行，不可轻许诺言。对于心理障碍患者，切不可贸然开始矫治。

（三）矫治方案

矫治方案一般以简化、对症治疗为主。矫治拔牙选择更趋向多样化。可采用不对称拔牙、策略性拔牙，即拔除口内受损牙及对牙周或邻牙造成不可逆损害的牙，这也是成年人正畸治疗中常见的拔牙方式。成年人正畸治疗中除第一、二磨牙用于加强支抗外，对于牙周状况不好、支抗不足的患者，也可利用种植体技术为支抗关闭缺牙间隙、远中移动磨牙而避免使用口外弓。应选择轻力，最好采用间断力或延长复诊时间，从而给牙周组织提供充足的细胞反应和组织改建时间，防止牙槽骨的进一步吸收。

（四）疗程和保持

由于成年人的适应性改建能力不如青少年，疗程和保持时间相对较长。个别超限矫治的患者，如下尖牙区扩弓的患者可能需要终身戴用保持器。

第2节　成年人正畸治疗的目标及步骤

一、成年人正畸治疗的目标

对于年轻、健康、牙磨耗少的青年人的矫治要求，与恒牙列初期的常规矫治目标相同，即通过对所有牙齿重新定位，达到理想的生理位置和Ⅰ类𬌗关系。对年龄较大，有不同程度口腔病损的成年人，则应针对个体制订具体计划。强调功能和个体（个性）美观并重。同时往往需要口内、修复、正颌外科手术及其他多学科治疗。因此，治疗目标也各有所侧重。

1. 个体化的最佳𬌗关系　以生理𬌗、功能𬌗为目标，不应刻意追求Ⅰ类𬌗关系。

2. 前牙区的美观和协调　注重前牙的整齐排列、形态恢复、中线改善、面部比例协调等。

3. 保障牙周的健康　通过矫治改善牙周内环境，有利于牙周病的治疗。

4. 维护颞下颌关节功能　通过恢复垂直高度，去除咬合干扰，使颞下颌关节功能稳定健康。

5. 促进牙列的稳定性　通过矫治关闭间隙、集中间隙修复、建立较好的上下尖窝关系，保障咬合关系的正常稳定。

二、成年人正畸治疗的步骤

成年人患者的常规正畸治疗步骤，较青年恒牙列的正畸治疗步骤更精细、更复杂。成年患者在正畸治疗中，十分强调术前牙周、关节、龋病等的控制，强调术中牙移动的施力大小及术后相关的修复和稳定等。对医师的矫治水平要求更高，风险也更大。

（一）矫治的步骤

第一步：全面检查分析和诊断。

第二步：进行龋齿、牙周病、关节病等的治疗。

第三步：常规正畸治疗。

第四步：牙位稳定、牙周手术、牙修复等。

第五步：保持。

（二）矫治中应注意的问题

1. 矫治前

（1）明确非正畸治疗适应证，如糖尿病、内分泌失调、精神病、传染病等。

（2）检查是否存在不同阶段的牙周疾病及其相关风险因素。

（3）诊断颞下颌关节是否存在功能失调。

（4）多采取具有针对性的矫治方法。确定哪些病例需要外科手术处理，哪些病例需要通过牙代偿性移动来掩饰基骨的不调，哪些病例仅选择小范围的牙移动而不做全面的矫治等，并且要让患者充分理解和同意所确定的治疗方案。

（5）确定应与哪些专科医师合作，争取最佳的治疗效果。

2. 矫治中

（1）应与牙周专科医师密切协作，控制并密切追踪正畸治疗时牙周病的变化。成功的成年人正畸治疗取决于正畸治疗前牙周的准备及在正畸治疗所有阶段牙周健康的保持。

（2）应与关节专科医师配合，注意牙移动中及移动后是否出现颞下颌关节功能失调。

（3）记录力的大小及方向对牙移动是否适宜，是否造成牙往复移动和松动。

（4）密切观察有无个别牙早接触、咬合创伤，如有应及时调整。

3. 矫治后

（1）牙周再评价及牙周手术（切龈术、牙槽骨手术、膜龈手术等）辅助治疗。

（2）有计划地镶牙修复以恢复牙弓的完整性及美观和功能，注意修复时机的选择及修复治疗与正畸保持之间的协调一致。

（3）通过临床检查来评价牙尖交错位与习惯性𬌗位的一致性，检查切牙引导𬌗及颞下颌关节功能运动，确定最后的𬌗位无咬合创伤及不良咬合诱导。

（4）个体化的保持装置，如固定式、压膜式、活动式保持器等。

第3节 成年人错𬌗的辅助性矫治

一、修复前正畸治疗

成年人的辅助性矫治中，最常见的是为修复而进行的准备治疗，主要包括以下方面。

1. 开拓缺牙间隙 通常采用螺旋弹簧来开拓缺牙间隙，前牙支抗往往不足，这时可采用微种植体支抗技术。

2. 竖直倾斜基牙 如第二恒磨牙近中倾斜，常用片段弓加竖直弹簧的方法使其直立。

3. 压入伸长的对颌牙 当伸长牙近远中都有牙齿存在时，可直接用弹性主弓丝或设计水平曲压低；若伸长牙位于游离端，则可设计长臂水平曲，此时，主弓丝多采用方丝，前牙区应做垂直牵引，通过逐渐加大后倾度，压低并调整伸长的磨牙；对上颌双侧第三磨牙均伸长者，还可在其舌侧设计横腭杆，利用舌的压力压低磨牙。采用微种植体支抗系统可以有效地压低伸长磨牙。在伸长的第二磨牙颊腭侧分别植入一颗微种植体，利用链圈压低磨牙。

4. 集中间隙修复缺牙 主要采用固定矫治器进行。常规牙列排齐整平，在较粗的弓丝上利用螺旋弹簧开拓缺牙间隙，同时关闭不需要的其他牙隙。

5. 改善前牙深覆𬌗 压低前牙和升高后牙应根据修复要求选择。压低前牙的方法可采用多用途弓、压低辅弓、J形钩及微种植体支抗等，但成年人牙齿的压入移动应十分谨慎进行。升高后牙的方法可采用平面导板、摇椅弓等。

6. 调整牙位置 如扭转牙、错位牙及异位牙，常用固定矫治技术进行牙移动，注意使用轻力，尽量避免因施力不当造成的牙根吸收。

7. 伸长牙齿 通过牵引伸长牙齿后，再进行冠修复或调节冠根比。

二、辅助性矫治牙齿移动的特点——小范围牙移动

（一）小范围牙移动的矫治特点

有学者将小范围牙移动定义为有限正畸治疗，更加形象地说明了其特点。

1. 移动牙的数量及范围小 以解决局部问题为目标，不涉及移动过多牙齿，特别不要随意全面改变牙弓形态。这是与成年人的综合性矫治的主要差别。

2. 简化矫治设计 不进行太复杂的设计，矫治器可简单易清洁，疗程不宜太长。

3. 轻力及间歇力的应用 提倡采用较小的力、间歇力，延长复诊时间。

4. 需要患者积极配合 定期（一般为6个月左右）拍摄X线片，了解牙周状况，进行牙周维护。可采用具有隐形效果的矫治技术（如陶瓷托槽、舌侧矫治器或无托槽矫治器）。帮助患者克服心理上不必要的压力，确立正确的治疗心态，切忌急于求成。

5. 及时保持与调𬌗 及时采用固定保持或设计固定修复，改正不良习惯，防止小范围牙移动治疗后的畸形复发。

（二）小范围牙移动的适应证

小范围牙移动主要是局部的牙-牙槽骨的改建移动，其牙移动的范围及距离应均是有限的，因此，在治疗病例的选择上应充分掌握其适应证，主要包括以下方面。

1. 美观考虑

（1）轻度前牙拥挤　由牙量、骨量的轻度不调或上、下颌牙齿 Bolton 指数不调所致，往往可以通过扩弓或邻面去釉解除者。

（2）前牙间隙。

（3）个别前牙反殆。

（4）个别前牙扭转、错位　个别前牙的转位、唇向错位、舌向错位、高位、低位等，但没有显著牙量骨量的不调者。如果需拔除多个后牙进行治疗，则应属于综合性正畸治疗范围。

（5）牙性前牙开殆主要针对长期不良习惯（如咬烟斗等）所致的开殆，但应注意不良习惯的纠正及保持，否则易复发。

（6）过大邻牙间隙　主要是由牙周疾病或增龄性变化，牙龈乳头及牙槽骨的过度萎缩所致，可以通过邻面去釉缓解者。

2. 牙周考虑

（1）创伤性殆　由个别前牙唇（舌）向错位造成创伤性殆，没有明显骨骼异常，牙弓内有排齐牙的足够间隙或间隙相差不大者，通过矫治使造成咬合创伤的错位牙、伸长牙，恢复其正常的位置和正常的生理性咬合刺激，可使牙周恢复其形态和功能。尤其是前牙创伤性深覆殆，由于伸长的下前牙咬在上前牙腭侧黏膜区，可造成上前牙根部的炎症及牙周组织的损害。对此，应通过竖直后牙或压低下前牙打开咬合，从而阻断其不利的牙周刺激和创伤。对有牙周吸收、有间隙、牙冠过长的下切牙，应尽可能关闭间隙、固定并磨减降低临床牙冠。

（2）倾斜的磨牙　由于牙轴倾斜，倾斜侧会形成假性牙周袋，继而导致牙槽骨的水平吸收。通过竖直牙轴，可重新恢复其正常的生理压力，避免造成进一步的牙槽骨吸收甚至牙丧失。

（3）其他　如因牙扭转、拥挤、错位等造成牙间隙，导致食物嵌塞、牙周乳头炎、牙龈炎的情况，也是小范围牙移动的适应证。

3. 配合修复治疗　见"修复前正畸治疗"。

（三）小范围牙移动常用矫治方法

1. 活动矫治器治疗　适用于前牙反殆、个别牙扭转、错位等矫治，但不适用于牙位、牙轴的精细调整。

2. 固定矫治器治疗

（1）固定舌弓或腭托　磨牙带环的舌（腭）侧焊舌弓或腭托，在舌弓或腭托上附置弓簧、舌簧、牵引钩等可进行牙齿的唇（颊）向及近远中移动。适用于牙齿错位、扭转、倾斜等的矫治。该装置固定在舌侧，比较隐蔽，不妨碍美观。但缺点是调节施力及对口腔卫生的维护较困难。

（2）片段弓　适用于局部间隙的关闭、扭转、基牙的竖直改正等。片段弓多采用方形丝，以便进行力的调整和牙移动方向的控制。

片段弓在小范围牙移动中应用的注意事项：①托槽使用，尽量使用 0.022in 的双翼方丝弓托槽，便于早期使用较粗的弓丝控制牙齿的扭转；②非矫治牙托槽粘接位置是否早期直线化；③对于牙病患牙注意使用轻力。

（3）局部牵引　首先在牙面粘接托槽或在唇面设计活动钩等装置，利用橡胶圈、弹力线、结扎钢丝等加力移动牙齿。适用于关闭前牙间隙。

（4）常规固定矫治器　即方丝弓、直丝弓、Begg细丝弓等。

常规固定矫治器由于可以精细地调整牙齿在三维方向的移动，有利于支抗控制和设计，是最常用的小范围牙移动治疗方法。但该矫治方法需要医师有一定的正畸专门技能和设备才能顺利进行。

3. 功能矫治器治疗

（1）平面导板　适用于牙性深覆𬌗的治疗，如下切牙过长。在𬌗力作用下通过平面导板压低并抑制下前牙生长，同时由于后牙脱离咬合接触，也有让后牙伸长的作用。但应注意，由于成年人关节及牙周的适应能力已不如青少年，平面设计不宜太厚，打开高度不宜太大，特别是对于有牙周病的前牙，使用平面导板更应十分慎重和小心。

（2）斜面导板　常用的是下颌联冠式斜面导板。主要针对牙性前牙反𬌗、反覆盖小、反覆𬌗较深的病例及个别前牙反𬌗病例。要求患者牙周健康，同时矫治中应注意斜面角度的调整，并利于多个下切牙甚至后牙增加𬌗垫，以利于固位、支抗和减小创伤。

4. 其他

（1）邻面去釉　在某些牙扭转、拥挤的场合，可以通过少量的邻面去釉获得间隙。对于后期要进行修复的牙齿，可以根据情况进行较多量的片切以便于后期的牙面形态修复。

（2）正位器　一般用于常规全面正畸治疗的矫治后期，进行牙齿的小范围最后调整及保持。

（3）无托槽矫治器　其形态及作用原理类似定位器，为一种计算机辅助设计和制作的透明塑料活动矫治装置。该种矫治器在使用状态下包覆患者牙齿的牙冠部分，借助于矫治器与牙颌上相应牙齿位置的差别形成的回弹力，实现对牙颌畸形的矫治。适用于成年轻度错𬌗患者的治疗。

第4节　成年人错𬌗畸形的多学科联合矫治

本节重点介绍在成年人综合矫治中，与青少年儿童正畸不同的部分，特别是成年人矫治中最常遇到的牙周病的正畸治疗问题及颞下颌关节病的正畸治疗问题。

一、成年人牙周病与正畸治疗

（一）适宜进行正畸治疗的牙周基本条件

牙周病不是正畸的禁忌证，但牙周病患者牙槽骨吸收应不超过1/2，且必须在牙周病静止期，牙周炎症得到控制的条件下才能进行正畸。特别对于中度、重度牙周病患者，一般要求在牙周治疗后应观察4～6个月，再酌情进行正畸治疗。有以下情况属于正畸禁忌证：①牙周治疗后，病损未得到控制；②牙周破坏累及根尖1/3或根分叉暴露；③Ⅲ度松动牙；④牙龈薄而脆，唇舌面可用手触及明显的牙根形态；⑤其他进行性疾病未得到控制的情况。

（二）正畸治疗对牙周病的作用

通过正畸治疗将拥挤的牙齿排列整齐，由上前牙前突及扇形移位造成的间隙被关闭，以及覆𬌗、覆盖、牙弓形态、咬合关系等恢复正常，可使牙齿的受力能正常传递至牙周，去除了咬合创伤和干扰，避免𬌗力的不平衡；同时恢复了正常的咀嚼功能刺激，有利于牙齿生理自洁、菌斑的控制、牙周健康的维护和修复。但是在正畸治疗过程中，由于矫治器的托槽及弓丝等装置对牙龈组织产生不良刺激，也不利于口腔的清洁卫生，常造成菌斑的堆积，加重牙周组织炎症。另外，如果矫治力大小和方向应用不当，也可造成附着龈丧失、牙槽骨骨裂、穿孔、牙松动甚至脱落。

（三）牙周病患者正畸治疗原则

1. 全面系统考虑　多学科配合治疗，特别是与牙周科合作。

2. 充足的支抗　必要时可考虑采用微种植支抗。

3. 策略性拔牙　拔除牙周及牙体损害严重的患牙，不强调对称拔牙。有时延迟拔牙可防止拔牙后牙槽骨的吸收变窄。

4. 选择合适的矫治器　多选择较小而易清洁的固定装置及设计简单的矫治方法，以利于菌斑的控制。操作中托槽粘接适度远离牙龈；去除多余粘接剂；带环应尽量避免使用或使用时不要深入牙龈下；多用金属丝少用橡皮圈结扎；对非移动牙可暂缓粘接托槽等。

5. 应用正确的矫治力　正畸力要选用柔和而大小适宜的力，促进及诱导牙周组织的增生。对于需要整体移动而牙周支持组织减少的患牙，必须增加相应的对抗力矩来抗衡倾斜移动（因根部的牙周支持区域减少，阻抗中心根尖向移动，同样的矫治力使牙冠倾斜移动范围较正常情况下大）。

（四）牙周病正畸治疗中的注意事项

1. 正畸治疗中的口腔卫生　正畸治疗中，牙周病患者保持口腔卫生非常重要，需对矫治中的牙周情况进行定期评价和牙周维护。

2. 获得合适的冠根比　对于牙槽骨吸收、临床牙冠增长的患者，由于牙周支持组织减少，阻抗中心向根尖方向移动，相对轻微的力就可能产生不利的牙移动。并且这类牙周患者多伴有创伤咬合，故治疗时应调磨牙冠高度，减小冠根比，使矫治力更靠近阻抗中心。冠根比的改善可使治疗后咬合力对牙周组织的创伤减小，有利于牙槽骨的改建，并有利于恢复咀嚼功能。

3. 解除创伤𬌗，建立新的牙尖交错位　常用前牙𬌗平面板，使牙脱离咬合，有利于牙齿在不受𬌗力的作用下整平、解除创伤𬌗及在一定的垂直高度上建立新的牙尖交错位。

4. 合理设计和应用弓丝　对有严重病损不需移动的患牙可不粘托槽，通过弓丝的弯曲，轻轻接触患牙，以控制其位置；对仅需前牙排齐，后牙区处于生理性的状态，不需移动的支抗牙，就没有必要改变其原有位置、变动后牙区咬合关系，可将后牙托槽沟粘成一线，以减小及避免弓丝放入后对后牙产生扭力；或将后牙区弓丝的形态随牙弓形态的弯曲调整，使其放入后牙槽沟后不对其产生力的作用。

5. 选用片段弓技术　片段弓技术在牙周病患者的正畸牙移动中应用较多，主要用于：①不需要改变后牙咬合，仅要求排齐前牙、解除咬合创伤的患者；②因美观考虑或需先竖直后牙及排齐后牙的患者；③用于打开前牙咬合。

6. 关闭前牙扇形间隙，重建切导　上切牙的内收移动宜采用弹性线拴扎或橡皮圈牵引等轻力滑动法。下切牙间隙的关闭应注意勿使其过度舌倾，并应尽量保持在牙槽骨松质中移动。缺牙间隙关闭后，出现三角形间隙者，可通过片切牙齿接触点、牙轴调整及修复等方法来改善。一般选用掩饰性好的腭杆加强支抗。

🔗 **链接** 片段弓技术

牙弓的片段化就是把上下牙弓分为前牙、尖牙、前磨牙、第一磨牙、第二磨牙五个部分，在各个部分应用各种各样的片段，以及多用途弓等来进行治疗。它的设计特点主要有①运用多 loop 弓丝，合理使用加力单位；②使用附加闭隙曲的弓丝；③使用制动小圈，片段弓末端需要制作环圈；④合理使用推簧、拉簧或链状皮圈；⑤合理使用连续结扎或个别牙结扎技术。

（五）牙周病正畸治疗后的保持

牙周病正畸治疗后的保持，与一般正畸患者的保持不同，牙周病正畸治疗后多需长期保持，且不允许保持时有过多的牙移动。常设计为个体化的夹板式保持器、舌侧丝固定保持器等。对多个下切牙严重病损者，在畸形矫治后除应调磨改善冠根比外，可采用尼龙丝连续结扎树脂粘接固定法，使咬合力被共同分担，这样也有利于美观。另外，正畸治疗后的修复体也可视为一种长期保持器。

二、成年人颞下颌关节紊乱病与正畸治疗

正畸治疗既有助于治疗颞下颌关节紊乱病（TMD），又可以因为治疗不当，引发甚至加重颞下颌关节紊乱病。

（一）颞下颌关节紊乱病正畸治疗的目的

由于殆因素被认为是颞下颌关节紊乱病的主要致病因素，通过对错殆的矫治，去除由错殆引起的口颌系统病理损害，从而改善、缓解和消除 TMD 的症状，使殆和颞下颌关节、咀嚼肌功能相协调。

（二）颞下颌关节紊乱病正畸治疗的适应证

正畸治疗 TMD 主要适于咀嚼肌功能紊乱阶段及如下情况。

（1）关节无不可逆的器质性损害。

（2）早期盘突失调（关节盘前移位、外移位、旋转移位）等，正畸治疗可以使盘突失调恢复正常，解除症状。

（3）对于关节盘附着松弛的错殆患者，可试做正畸矫治去除致病殆因素，利于关节的功能运动，但松弛的关节盘附着不能恢复正常。

（4）对已有关节器质性损害的错殆患者，如下颌运动范围正常，可试做正畸治疗，但骨破坏正处于活动期者，不能立即进行治疗。

（5）如有关节盘移位导致下颌运动受限的患者，不宜采用正畸治疗。

（三）颞下颌关节紊乱病的矫治原则

1. 首先去除病理性殆因素　TMD 的正畸治疗主要以解除症状为矫治目标。错畸形的矫治，强调去除咬合干扰及其他病理性殆因素，恢复咬合功能的有效接触和稳定。美观的考虑应放在其次，决不能为牙列美观而忽视咬合。

2. 选用合适的矫治力，慎用颌间牵引力　施加的正畸力应选择轻力及间歇力。尽量不用或少用以下颌做支抗的颌间牵引矫治力，特别是不应使用以下颌为支抗的口外力。过大的力及不当的施力方向可导致下颌骨髁突向上、向后及向前移动产生压迫关节的力，可能进一步加重 TMD 患者已发生的病变或损害正在发生病损的关节，加速关节病损的进程，故应尽量避免。

3. 矫治后的殆必须能为颞下颌关节和咀嚼肌所适应　正畸治疗的目的是消除病理性殆障碍，重新建立咬合、肌力与关节的运动协调关系。通过矫治器引导，获得平衡协调的咬合运动，并建立稳定的殆接触，并使殆与颌位相协调，殆与咀嚼肌相协调。特别强调对进行下颌前导治疗的成年患者，注意避免造成不稳定的双重咬合。

（四）颞下颌关节紊乱病的矫治方法

（1）对有肌肉痉挛、张口受限、关节疼痛的患者，应采用理疗及封闭治疗。

（2）戴入殆板后，颌间距升高，解除了殆干扰等激惹因素，髁突对关节盘及关节窝的压迫缓解，有利于修复组织创伤，调整殆位。常用殆板：①松弛殆板，系前牙区殆板，适用于张口受限、深覆殆及磨牙症患者；②稳定殆板，覆盖全牙弓殆面，厚度不超过息止殆间隙，殆面平滑，用以调整下颌颌

位；③再定位殆板，覆盖全牙弓殆面，要求为解剖式殆面，须在殆架上按重建的正常咬合位置制作。

（3）选择简单的矫正装置矫治可能引起TMD的错殆牙。成年人髁突生长已停滞，不宜再通过矫形治疗方法控制下颌生长，不宜期望关节的适应性改建。

（4）调改正中殆及非正中殆的干扰点。

（五）矫治中的注意事项

1. 出现新的殆干扰　成年人殆因长期代偿及磨耗，牙位及功能多已稳定。故牙移动后常出现早接触及咬合干扰，不仅可造成牙周创伤、牙松动，而且这种医源性殆因素如未及时进行调整去除并且干扰严重者，可引发关节病。

2. 后牙区错殆未矫治　成年人矫治往往注重前牙美观而忽视后牙矫治。而后牙反殆、锁殆等病理性因素如果不矫治去除，常常是导致颞下颌关节病发展及加重的病因。

3. 咬合功能未恢复　成年人正畸治疗不仅应注意牙列解剖形态的排列，而且应注意咬合功能是否已恢复正常。仅牙列排列整齐而咬合功能异常，如上切牙虽然整齐但舌倾、覆殆深，仍存在前伸运动殆干扰、牙磨耗过度垂直高度不足等不良因素未去除，日久之后关节病仍可复发。

4. 施力不当　颌间牵引力过大，局部牙施力不当，导致个别牙升高或倾斜，造成殆干扰、殆创伤，可诱发关节病。只要及时发现并纠正，一般短期内可恢复正常。

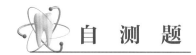

自 测 题

单选题

1. 下列哪一项不是成年人正畸的矫治目标（　　）

A. 一定要追求Ⅰ类殆关系

B. 保障牙周的健康

C. 注意前牙区的美观和协调

D. 去除咬合干扰

E. 促进牙列的稳定性

2. 以下情况不属于正畸禁忌证的是（　　）

A. 牙周治疗后，病损已得到控制

B. 牙周破坏累及根尖1/3或根分叉暴露

C. Ⅲ度松动牙

D. 牙槽骨薄而脆，唇舌面可用手触及明显的牙

E. 其他进行性疾病未得到控制的情况

3. 以下哪一项不是牙周病患者正畸治疗的特点（　　）

A. 选择易清洁的固定或活动矫治器

B. 注意多学科协作，特别是与牙周科的合作

C. 不强调对称性拔牙

D. 多用橡皮圈结扎

E. 柔和而大小适宜的牵张力

4. 以下哪一项不是TMD成年人牙颌畸形患者的正畸治疗原则（　　）

A. 以恢复殆功能为主要目标

B. 形成稳定的双重咬合

C. 使用轻力和间歇力

D. 不使用以下颌为支抗的口外力

E. 不使用过大的Ⅲ类牵引力

（施洁珺）

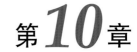

第10章
正畸治疗中口腔健康教育和卫生保健

近年来，随着矫治器不断地改进和矫治技术不断地更新，正畸医师已经可以做到精确地移动牙齿，同时在正畸治疗后获得良好的矫治效果和长期稳定的疗效。而正畸治疗是一个长期的过程，应该注意矫治器戴入口中后对口腔内环境的影响，尤其是牙齿和牙周组织的内环境变化。如果忽视这些变化，又没有积极采取预防措施，就有可能出现釉质脱矿和牙周组织炎症等不良后果。如果在正畸治疗过程中能够对患者进行口腔健康教育和口腔卫生行为的监督，采取正畸临床规范操作，必要时采取适当的预防治疗手段，再加上患者认真地配合，就可以避免发生釉质脱矿和牙周组织炎症。正畸治疗时，患者的配合非常重要，他们是否能够维护好口腔卫生、纠正不良饮食习惯非常关键。如果患者忽视这些问题，即使医师采取了预防措施，也会出现釉质脱矿和牙周组织炎症等不良后果。

一、正畸治疗中的釉质脱矿

（一）临床表现

正畸治疗过程中，矫治器部件粘接在牙齿上，造成其周围的釉质表面清洁困难，容易出现食物残渣和菌斑堆积。加之忽视口腔卫生维护及不良饮食习惯，在治疗中或拆除矫治器后，可在牙齿的唇（颊）面上发现形态不规则的白垩色斑，这就是釉质脱矿（图10-1）。当脱矿程度严重时，釉质表层剥离，出现明显的龋损。长期的临床观察表明，刚拆除托槽时釉质脱矿病损处呈不透明的白垩色斑，边缘清晰可见。以后的数月中，脱矿病损将出现一定程度的再矿化，体现在脱矿区域面积减小和矿物质含量增加，临床表现为白垩斑边缘模糊，白垩色变浅。此后脱矿釉质的再矿化速度会减慢，临床表现不再发生明显改变。釉质表层的不断磨损会使脱矿病损深度逐渐变浅，临床表现为白垩色斑颜色逐渐变浅，但这一过程很漫长，有许多白垩色斑不会在短期内消失。

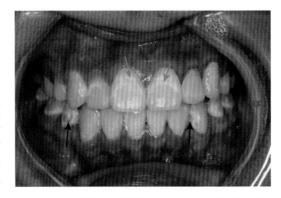

图10-1　釉质脱矿和龋损（蓝色箭头所指是釉质脱矿、黑色箭头所指是龋损）

（二）患病情况

有研究表明，在没有任何干预措施的情况下，正畸患者釉质脱矿的患病率为50%～60%，无明显性别差异。多数患者是轻中度釉质脱矿，极少数患者是重度脱矿，甚至出现龋洞。当患者能够在医师的指导下认真完成自身口腔卫生维护时，釉质脱矿的发病率就会下降30%～40%。那些能够认真完成自身口腔卫生维护并每天配合使用0.05%氟化钠溶液漱口的患者，则很少发生釉质脱矿。由此可知，患者自身口腔卫生的维护是减少釉质脱矿的关键。

（三）好发部位

上颌前牙最容易发生釉质脱矿，其中侧切牙发病率最高；下颌尖牙和前磨牙也是易感牙位。上颌牙齿釉质脱矿程度要重于下颌牙齿。早期研究表明，已经松动的带环内包裹的牙齿表面也是釉质脱矿易发生的部位，随着玻璃离子粘固剂的广泛使用，该部位的釉质脱矿已消除。牙齿上出现釉质脱矿的好发部位是托槽周围和托槽龈方区域。

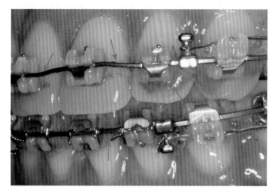

图10-2　正畸治疗中口腔卫生不良患者牙面上的菌斑滞留（箭头所指）

（四）病因

在口腔正常环境下釉质的脱矿与再矿化维持着一种动态平衡。使用固定矫治器进行正畸治疗过程中，托槽之间被弓丝遮挡的牙面及托槽龈方的釉质区不易清洁（图10-2）。如果患者没有及时清除牙面上的菌斑，又有不良的饮食习惯，菌斑中的致龋菌不断地将糖类转化为酸，菌斑局部的pH显著下降，动态平衡被打破，脱矿过程占优势，最终导致釉质脱矿。当患者唾液系统出现问题，如唾液分泌量小，唾液黏稠，将会影响其对菌斑中酸性物质的缓冲作用。上颌前牙由于远离口腔内大唾液腺的开口，菌斑中产生的酸性物质不易被唾液成分缓冲，也容易产生脱矿。

二、正畸治疗中的牙周组织炎症

（一）临床表现

戴用矫治器的正畸患者如果忽视了口腔卫生维护，就会出现不同程度的牙周组织健康问题，最常见的就是牙龈炎症。主要表现为牙龈红肿、探诊出血，有些表现为牙龈增生（图10-3）。多数情况下，这种变化是暂时的，只要患者做好口腔卫生维护，必要时进行牙周洁治，牙龈炎症可以缓解或消失。长期的对比观察结果显示，正畸患者的附着丧失和牙槽骨嵴高度下降的程度与未做正畸者没有明显差异。并且正畸结束的患者由于经过长期口腔卫生宣教，养成良好的卫生习惯，以及正畸治疗后牙齿排列位置改善等原因，牙周状况甚至好于未做正畸治疗者。少数患者因没能维护好口腔卫生，牙龈炎症发展为牙周炎，表现为牙周袋探诊深度增加、牙槽骨吸收、牙龈退缩及牙齿松动度增大等。

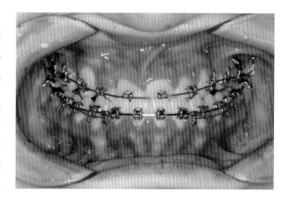

图10-3　正畸治疗中口腔卫生不良患者牙龈增生

（二）患病情况

约半数以上的青少年患者在正畸治疗中会出现牙龈炎，成年人的患病率相对较低。在国外有关的临床调查中，约有10%的患者发生了牙周组织的破坏，临床表现为附着丧失。

（三）好发部位

后牙较前牙容易发生牙周组织炎症，而且其程度重于前牙。其中上颌后牙更易发生，下颌前牙也是好发部位之一。牙齿的邻面较唇（颊）面和舌面更易发生，程度也较重。

（四）病因

菌斑滞留是牙周组织炎症的直接原因。研究表明正畸治疗中牙周组织炎症、组织破坏程度和口腔卫生的好坏直接相关。固定矫治器会影响牙齿的自洁，容易导致菌斑滞留，如果患者不能很好地保持口腔卫生，就容易出现牙龈炎症。

三、正畸治疗中口腔健康教育和卫生保健

在正畸治疗中应采取措施来预防釉质脱矿和牙周组织炎症的发生，尽可能去阻止或控制其进程。因此，在正畸治疗前或治疗中进行口腔健康教育和卫生保健十分必要。只有做到预防为主、防治结合，才能最大限度地保证正畸患者牙齿的健康和稳定，提高矫治的整体水平。

链 接　全国爱牙日

在全国牙病防治指导组和顾问组专家们的共同努力下，1989年由国家卫生部、全国爱卫会、国家教委、文化部、广电部、全国总工会、全国妇联、共青团中央、全国老龄委九个部委联合签署，确定每年9月20日为"全国爱牙日"。其宗旨是通过"全国爱牙日"活动，动员社会各界力量参与支持口腔预防保健工作，广泛开展群众性口腔卫生知识的普及教育，增强自我口腔保健的意识和能力，提高全国人民口腔健康水平。每年在"全国爱牙日"那天，口腔医务工作者都会进行口腔义诊和口腔健康宣教，把口腔治疗和口腔卫生知识提供、宣传给全国人民，提高全民口腔健康水平。

（一）口腔健康教育

口腔健康教育已经成为正畸治疗中不可缺少的组成部分，在患者治疗前就应开始系统的健康教育。主要是向患者讲解保持口腔健康的重要性，介绍菌斑在牙体牙周疾病中的危害，指导正确的刷牙方法等。在以后的复诊中，主要工作是对患者口腔卫生状况的监控，对其口腔卫生行为的指导。

在正畸治疗前要提高正畸患者对菌斑控制重要性的认识，明确口腔卫生不良的危害。对于未成年患者还应取得家长的理解和配合。对于正畸治疗前口腔卫生状况不佳的患者，需要在治疗前反复进行口腔卫生宣教和指导，直至口腔卫生状况改善后再开始治疗。正畸治疗中需要患者养成良好的饮食习惯，即在两餐之间尽可能不进含蔗糖的饮料和食物，睡前刷牙后不进食任何食物或饮料。青少年患者需要家长协助教育和监督，使其逐步建立良好的饮食习惯。

在正畸治疗中更要重视对患者的口腔健康教育，在每次复诊时检查患者的口腔卫生状况并在病历上记录，进一步指导其在口内戴有矫治器的情况下如何维护自身的口腔健康。对于不能配合做好口腔卫生维护的患者，应不断强调口腔卫生不良的危害，同时暂停正畸治疗一段时间。如果患者戴有固定矫治器，可以先拆除弓丝，再次指导患者如何刷牙，直到口腔卫生状况有较大改善后再恢复治疗。对于极少数仍不能配合的患者，正畸医师有权终止其正畸治疗。

（二）口腔卫生保健

1. 正畸治疗前的准备工作　在正畸治疗前可请相关科室会诊，仔细检查患者的口腔卫生状况和存在的牙体、牙周疾病。牙体牙髓疾病应在矫治前进行完善的治疗；正畸治疗前多需对患者进行牙周洁治，清除龈上、龈下结石。

2. 菌斑的控制　控制菌斑是预防正畸治疗中釉质脱矿和牙周组织损害的最有效方法。患者需及时清除牙面和矫治器上滞留的菌斑和食物残渣，如有必要也可以使用一些化学药物辅助控制菌斑。

（1）刷牙　早晚有效刷牙是清除菌斑的首要方法。目前推荐使用的是改良Bass刷牙法。由于牙齿唇（颊）面被托槽、带环和弓丝分割成上下两个部分，应分两个步骤刷牙。以刷上牙为例：第一步将牙刷刷头与牙齿殆面呈45°，方向向上，先清洁牙齿的下半部分（托槽殆方）表面和牙龈边缘等部位；

第二步将牙刷刷头旋转向下，仍与牙齿殆面呈45°，方向向下，主要清洁牙齿上半部分（托槽龈方）表面。刷下牙的唇（颊）面时也是以上两个步骤，但牙刷刷头放置的方向与刷上牙时正好相反。尽可能将牙刷的刷毛伸进托槽与弓丝之间的部位，清除托槽近远中牙面上的菌斑。选用小头牙刷，刷毛要中等硬度。电动牙刷比普通牙刷清除菌斑的效率高。某些不易清洁的部位还可以使用间隙刷清理。还可以教患者使用牙线来清洁牙齿邻面。应用口腔冲洗器冲洗，也可以清除牙面上堆积的软垢、食物残渣和松散的菌斑。每次复诊时应对患者的口腔卫生状况进行检查，必要时可以应用菌斑染色剂来指导患者刷牙。

（2）专业清洁　正畸治疗中应根据患者的口腔卫生状况必要时为患者进行专业性的牙周洁治，清除龈上菌斑和牙石。患有牙周疾病的正畸患者如病情变化时，应及时进行牙周基础治疗。

（3）化学药物的局部应用　局部使用一些化学药物可以起到控制菌斑的辅助作用。氯己定（洗必泰）是常用的治疗牙周疾病的药物，能对口腔内的细菌起到一定的抑制作用。对于在正畸治疗中不能很好清除菌斑的患者，可以在短期内使用来控制菌斑。氟化亚锡也能影响细菌的代谢、生长和黏附。

菌斑控制需要正畸医师和患者重视，医师在临床工作中要不断提醒、督促患者注意口腔卫生的维护，但关键还在于患者自觉认真地完成每天的菌斑控制。在正畸治疗前已经患有牙周疾病的患者，其口腔卫生的维护则更加重要。

3. 氟化物的局部使用　氟化物的局部使用可以防止釉质脱矿的发生，对已经脱矿的釉质能阻止其继续进展并促进再矿化。正畸治疗中可以采取以下几种措施。

（1）使用含氟化物牙膏刷牙，并配合低浓度含氟溶液漱口。

（2）粘接托槽后，在局部隔湿后使用含氟凝胶、含氟泡沫处理牙面5分钟，或将含氟涂料直接涂在牙齿的唇颊面。

（3）使用玻璃离子粘固剂粘接带环或托槽，它在治疗中可以缓慢释放氟离子，同时它还能从较高浓度氟化物（含氟牙膏）中吸收氟离子并再次释放。

4. 规范正畸临床操作　正畸治疗中规范的临床操作，有助于减少釉质脱矿和牙周组织炎症的发生。

（1）釉质酸蚀应严格控制酸蚀的时间和面积，使其面积略大于托槽底板的面积即可，不应将整个牙齿唇颊面全部酸蚀。

（2）粘接托槽后及时将托槽周围的粘固剂"飞边"清除干净，减少菌斑附着。

（3）选择大小合适的带环，尽可能使带环边缘位于牙龈缘以上。

（4）对于已经患有牙周病的患者，尽可能使用直接粘接的颊面管。

（三）脱矿病损和牙周组织损害的治疗

轻度的釉质脱矿可以使用较低浓度的氟化物溶液促进釉质再矿化。研究证明，当脱矿釉质外界的氟离子浓度较低时反而更有利于其再矿化，当氟离子浓度较高时则主要在脱矿病损的表层发生再矿化，进而阻塞了钙磷离子进入脱矿病损深层的通道。对于较严重的病损，可以磨除表层的少许釉质（约0.1mm）后用氟化物处理。出现龋洞后应及时充填治疗。

当牙龈增生明显影响正畸治疗，或原先的牙周病出现反复，病情发展时应暂停牙齿的矫治，进行系统的牙周治疗。待牙周病好转稳定后再恢复正畸治疗。对过度增生的牙龈可采取牙龈切除术切除部分增生的牙龈，恢复牙龈的健康和美观。

正畸治疗中防治釉质脱矿和牙周组织炎症是一项长期的任务，需贯穿于整个治疗过程中。一方面，应该引起患者自身的重视，改变不良的饮食习惯，培养和保持良好的口腔卫生习惯。另一方面，正畸医师要重视这个问题，在治疗中有意识地做好口腔健康教育并提醒督促患者做好口腔卫生保健，同时配合各种防治措施进行预防和治疗。长期实践表明，一旦釉质或牙周组织出现了不可逆的病损，其治疗的难度很大。因此，提高患者和医师的预防意识最重要。

自 测 题

单选题

1. 正畸治疗中最有效的控制菌斑的方法为（　　）

　　A. 漱口　　　　　　　　B. 使用牙线

　　C. 刷牙　　　　　　　　D. 使用牙间刷

　　E. 使用口腔冲洗器

2. 在正畸治疗中采取以下哪一措施可以避免釉质脱矿和牙周组织炎症（　　）

　　A. 对患者进行口腔健康教育

　　B. 对患者口腔卫生行为进行监督

　　C. 正畸临床规范操作

　　D. 必要时应用预防治疗手段

　　E. 以上都是

3. 釉质脱矿最容易发生的牙位是（　　）

　　A. 上颌前牙　　　　　　B. 下颌前牙

　　C. 上颌后牙　　　　　　D. 下颌后牙

　　E. 不一定

4. 正畸治疗中导致牙周组织炎症的直接原因是（　　）

　　A. 加力过大　　　　　　B. 矫治器刺激

　　C. 牙齿排列不齐　　　　D. 菌斑滞留

　　E. 进食甜食

5. 戴固定矫治器刷上牙牙齿上部分（托槽龈方）时，刷头朝下与𬌗面呈多大角度（　　）

　　A. 15°　　　　　　　　　B. 30°

　　C. 45°　　　　　　　　　D. 60°

　　E. 90°

（陈　慧）

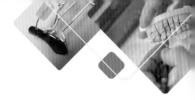

第11章
保　持

错𬌗畸形经过矫治后，牙齿或颌骨的位置发生了改变，但它们有退回到原有状态的趋势，即复发。为了让其周围骨质及邻近组织适应改建，使牙齿、颌骨稳定于该特定位置，保持已获得的矫治效果是矫治计划中不可或缺的一部分。保持在一定程度上决定着正畸治疗的成败。

一、保持的原因

（一）新的肌动力平衡尚未建立

肌功能异常是很多错𬌗畸形形成的重要机制之一。在错𬌗畸形的形成过程中，唇、颊、舌肌及口周肌肉形成了与畸形相适应的肌动力平衡。错𬌗畸形的矫治是用矫治器破坏畸形的动力平衡，恢复正常功能。由于错𬌗畸形形态学的改变往往先于𬌗功能和肌动力的改建，在畸形形态矫治完成后，新的𬌗形态还可能受到旧的肌动力平衡的影响而被破坏，导致错𬌗畸形复发。因此，必须给予充分的时间保持矫治后的新位置与新形态，使新的肌动力平衡得到最终改建。

（二）牙周组织的改建尚未稳定

在矫治力的作用下，牙周组织（牙龈、牙周膜、牙槽骨等）发生了改建，使牙齿的位置发生改变，但牙周组织的最终改建一般是需要6个月到1年的时间才能完成。在牙槽骨改建完成及牙周膜纤维结构新的张力平衡建立以前，牙齿在新的位置上还不稳定，错𬌗尤其是扭转牙矫治后更易复发，因此，必须进行保持，使牙周组织得到彻底而稳定的改建。

（三）𬌗关系的平衡尚未建立

在矫治过程中，由于改变了上下颌牙、牙弓或颌骨的位置，建立了新的咬合关系。在上下颌牙齿的牙尖斜面关系未经咬合调整达到平衡前，错𬌗畸形有复发的趋势。因此，在矫治之后，必须通过一段时间的功能磨耗或人工调𬌗手段建立𬌗关系的平衡，这个过程需要借助较长时间的保持来完成。

（四）口腔不良习惯未戒除

由口腔不良习惯导致的错𬌗畸形，在矫治的同时要注意口腔不良习惯彻底戒除，否则矫治效果不会稳定。去除由各种口腔不良习惯造成的肌动力不平衡因素，对最终保持矫治疗效、防止复发有重要作用。

（五）生长发育未完成

生长发育虽然有助于许多错𬌗畸形的治疗，但是也可引起错𬌗畸形矫治后的复发。颌骨的生长是长、宽、高三维方向立体发展的，宽度的发育最早完成，其次是长度的发育，最后完成的是高度的发育，颌骨的生长一般会持续到成年期。因此，在制订保持计划时，必须充分考虑到生长发育可能对矫治效果产生的影响，有针对性地设计保持方法和保持时间。

（六）第三恒磨牙的萌出

上下颌第三磨牙，尤其是前倾和水平阻生的第三磨牙在萌出过程中，对牙弓有向前挤压的力量，这个力量可能与一些错𬌗畸形如上颌前突、下颌前突、前牙拥挤等的复发相关。虽然目前在此问题上还存在一定争议，但在制订矫治和保持计划时，应该考虑到第三磨牙的因素，并密切注意第三磨牙的萌出，必要时应及时拔除，以免第三磨牙的萌出对矫治效果产生不利的影响。

二、影响保持的因素

错𬌗畸形矫治后的保持分为自然保持和机械保持两大类。自然保持是利用口周肌力和咬合力等自然力进行保持，不需要戴保持器。而在未能达到充分的自然保持时，为了形成自然保持状态而应用机械保持装置进行保持称为机械保持。

（一）影响自然保持的因素

1. 牙齿的大小、形态和数目　牙齿大小不调或形态数目异常，可造成上下牙齿宽度比例失调，影响矫治效果，应配合减数或义齿修复，以稳固矫治效果。

2. 牙齿邻接关系　矫正后如果某个牙齿邻接关系不良，可危及牙弓的稳定，引起新的错𬌗畸形。建立良好的牙齿邻接关系，能抵抗来自咬合及各个方向肌肉所施加的压力，有利于保持。

3. 𬌗关系的平衡　广泛的牙尖交错关系最稳定，而尖对尖的关系不利于矫治后的保持。另外，在矫治过程中要注意调整𬌗关系，消除早接触点，建立关系的平衡，避免功能性错𬌗的发生。

4. 牙弓的大小与基骨的关系　牙弓的大小应与基骨相适合，牙齿只有位于基骨之内才能保持稳定。矫治结束后，如牙弓大于颌弓，牙齿位于基骨之外，则容易复发。

5. 牙周组织的健康状况　健康的牙周组织是矫治效果稳定的先决条件。如果牙齿受力过大，牙周膜内的代谢紊乱，则不利于牙齿移动后的保持。牙槽骨发生病变，就难以承受正常的咀嚼压力，也就不利于矫治后牙齿的稳定。

6. 髁突的位置　正畸治疗过程中，如果下颌位置发生了改变，而髁突和关节窝的改建不足以适应新的下颌位置，一旦髁突回到正常位置，就会导致错𬌗畸形的复发。

7. 肌功能状态　恢复咀嚼肌、颜面肌和舌肌的正常功能，使其内外压力协调，有利于保持牙齿位置和咬合关系的稳定，从而达到防止错𬌗畸形复发的目的。

（二）机械保持因素

矫治的最终目的是要依靠自然保持来维持矫治后的咬合关系，在形成自然保持状态之前，机械性保持是必要的。无论错位牙被矫治后能否直接进入自然保持状态，几乎所有病例有必要应用不同的机械性方法进行保持。

三、保 持 器

为了使牙和颌骨稳定于矫治后的特定位置，保持良好的临床矫治效果，一般需要戴用保持器（retainer）进行保持以防止复发。

（一）保持器应具备的条件

1. 尽可能不妨碍各个牙齿的正常生理活动。

2.对于处在生长期的牙列，不能影响牙齿和颌骨的正常生长发育。

3.不妨碍咀嚼、发声等口腔功能，不影响美观。

4.便于清洁，不易引起牙齿龋损或牙周组织炎症。

5.结构简单，容易调整，摘戴方便，不易损坏。

（二）保持器的种类及应用

1.活动保持器（removable retainer）

（1）Hawley保持器标准型（图11-1） 适用于唇侧或舌侧错位牙齿矫治后的保持，以及防止扭转牙的复发，是临床最常用，历史最悠久的活动保持器，是Hawley医生于1920年设计。它由双曲唇弓、一对磨牙固位卡环及树脂基托组成。双曲唇弓应与前牙轻轻接触而无压力，卡环应具有良好的固位作用，基托可以覆盖全部硬腭，也可做成马蹄形。这种保持器允许牙齿在生理范围内调整，唇弓控制切牙位置。还可在上颌前牙舌侧基托设计平面导板，使下颌前牙与平面导板轻微接触保持前牙深覆𬌗的矫治效果。

制作Hawley保持器时固位卡环的位置非常重要，卡环放置位置不当，会影响牙关系，破坏正畸治疗结果。在下颌制作Hawley保持器时要注意，如果制作时没有去除倒凹，其将很难戴入且摘戴时很易折断。

（2）改良Hawley保持器Ⅰ型（图11-2） 由双曲唇弓、一对磨牙固位卡环及树脂基托组成。在第一前磨牙拔除的病例中，由于Hawley保持器标准型是将双曲唇弓横过拔牙间隙，不能保持已关闭的拔牙间隙，甚至适得其反。因此，对Hawley保持器标准型进行改良，将唇弓焊接在磨牙箭头卡环的颊侧桥体上，有利于保持关闭后的拔牙间隙。

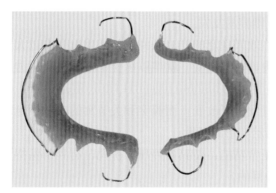

图11-1　Hawley保持器标准型

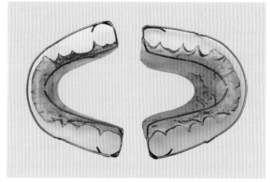

图11-2　改良Hawley保持器Ⅰ型

（3）改良Hawley保持器Ⅱ型（图11-3） 其结构简单，由上下颌树脂基托及一个包埋于牙弓两侧最后磨牙远中面基托内的长唇弓组成。唇弓在牙弓的两侧各弯制一个垂直曲，调节双曲可以关闭牙弓内的少量间隙，该双曲唇弓无越过咬合面的部分，故不会影响咬合。

（4）Hawley保持器的其他改良型 在Hawley保持器基托上前牙的舌侧基托设计平面导板，使下切牙轻微接触平面导板，有利于深覆𬌗矫治后的保持；在Hawley保持器基托上前牙的舌侧基托设计斜面导板，使下切牙轻微接触斜面导板，有利于Angle Ⅱ类错𬌗矫治后的保持。

（5）牙齿正位器 目前多使用预成品，有多种规格，也可自行设计制作。它是用软橡胶或弹性树脂制成的一种具有可微量调整牙齿位置的保持器，其上下颌连成一体，覆盖所有牙冠，有利于咬合关系及牙位的稳定，适合于有一定生长潜力的患者矫治后的保持。

（6）负压压膜保持器 由弹性塑料制作，覆盖所有牙列的牙冠，用于矫治后的保持，有利于咬合关系及牙位的稳定，效果良好。负压压膜保持器外形美观，体积较小，目前应用较为广泛（图11-4）。

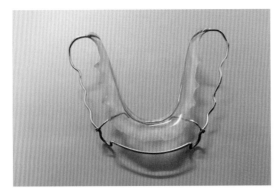

图11-3 改良Hawley保持器Ⅱ型

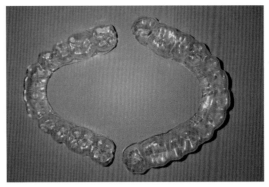

图11-4 负压压膜保持器

（7）功能性保持器（functional retainer） 对于生长发育期已经进行了功能矫形治疗的患者，为了充分保持已取得的骨性和功能性矫形的效果，并使肌功能平衡完全建立，或者为了防止随着生长发育的进行而导致错𬌗的复发时，均可以选用唇挡、生物调节器、前庭盾等进行功能性矫形治疗的矫治器，来作为功能性保持器。当治疗结束后，可将原功能矫治器适当地改动作为保持器继续使用，直到生长发育期基本结束为止。保持还应配合其他的一些方法，如肌功能训练、调𬌗等，以便加快肌肉、牙齿对新环境的适应。

2. 固定保持器（fixed retainer） 设计和应用各种固定装置直接粘接于牙冠表面来进行保持，其不受患者合作因素的影响，且保持效果稳定、可靠，适用于需长期或终生保持的患者。

（1）下前牙区舌侧固定保持器 由于下颌骨差异性持续生长及下唇肌的作用，导致下颌前部牙弓宽度和形态不稳定，矫治后容易复发，常常需要较长时期的保持。此类保持器多使用0.7～0.8mm的不锈钢丝，只有两端与尖牙相粘接，不锈钢丝和切牙舌侧保持接触。也可在两侧尖牙上制作带环，然后焊接舌弓。

（2）粘固式前牙固定舌侧保持器（图11-5） 可以用麻花丝较容易地制作尖牙间粘固式保持器。为了避开咬合接触，将其在舌侧靠近舌隆突的位置与前牙粘接在一起，以便保持前牙的位置。此类保持器可用于牙列间隙、严重扭转或拔牙矫治等多种牙齿位置不稳定的情况。

（三）保持期限

由于正畸治疗完成后复发趋势可能始终存在，所以一般情况下正畸治疗完成后要求进行至少2年的保持，保持的时限受患者的年龄、健康状况，错𬌗的病因、类

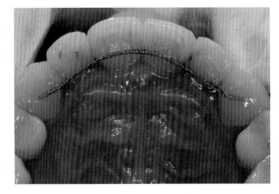

图11-5 粘固式前牙固定舌侧保持器

型及程度、矫治方法和矫治持续的时间等多种因素的影响而有较大的差别。根据矫治类型的不同，保持计划可分三类：①有限期的保持；②长期保持；③自然保持。

一般情况，要求患者在最初的6～12个月，白天晚上都戴用保持器；此后6个月内，只每天晚上戴用；再后6个月，隔日晚上戴用。如此逐渐减少保持器的戴用时间，直至牙齿稳定，不需再戴保持器为止。个别情况，如患者年龄小、矫治时间短、错𬌗程度轻等可适当缩短保持期限；而成年患者、遗传性错𬌗、扭转牙等的保持则应适当延长期限。扩弓矫治尤其是下颌扩弓病例，可能需要长期保持维持邻接触关系。散在间隙较多和严重扭转牙病例往往需要长期保持。极个别情况下，特别的错𬌗畸形或者特殊的矫治方案可考虑不戴保持器进行自然保持，此外，由于某些特殊患者自身条件限制，不得不采取自然保持的方法。

四、复发的预防及复发后的处理

（一）复发的预防

保持器去除后，错𬌗畸形几乎都有复发的倾向，针对不同的错𬌗畸形可采取以下预防复发的方法。

1. 牙齿过度矫治　对某些患者常可预防矫治后的复发，如深覆𬌗或开𬌗，应矫正到超过正常覆𬌗的程度，扭转牙也有必要进行过度矫治。

2. 早期治疗　在颌骨生长发育的快速期进行矫治，能获得比较稳定的效果。

3. 牙颈部周围纤维切断　扭转牙矫治后，靠通常的保持方法往往不能得到稳定的效果，可对该牙进行牙颈部周围纤维切断，可减少保持时间并防止复发。

4. 永久性保持　有的病例延长戴保持器的时间也不能防止复发，可采取固定或可摘修复体作为永久性保持器进行永久保持，如畸形钉状侧切牙、上中切牙间隙、严重扭转牙及恒牙缺失等。

5. 外科正畸　有些错𬌗畸形仅仅依靠机械矫治难以得到全面改善，往往须配合正颌外科手术治疗，如下颌前突畸形及开𬌗畸形等。

6. 口腔不良习惯戒除　咬唇、吐舌等口腔不良习惯，在保持器去除前必须完全戒除，才能防止复发。

（二）复发后的处理

错𬌗畸形矫治后，几乎都有复发的倾向，没有做好保持可能复发，尽管进行保持也可能出现复发，下面介绍一些复发后的处理方法。

1. 患者愿意配合重新矫治时，尽量采取重粘带环和粘接托槽的方式。对任何病例，都应尽可能地发现并消除可能造成复发的因素。

2. 上颌 Hawley 保持器上增加弹簧和卡环，有助于重新调整和控制上颌牙齿的唇舌向位置。

3. 弹性保持器的唇舌面塑料可增加杠杆作用，增加唇弓弹性，因此，微量的牙齿重排，可应用弹性保持器。

4. 上颌唇颊保持器、头帽或功能矫治器均可用于 II 类关系复发的病例，通过上颌牙弓作用达到再矫治的目的。

5. 不良唇舌习惯造成的复发，可用活动矫治器来纠正不良习惯，也可以配合唇舌肌训练治疗。

6. 应用微正畸的方法，解决个别牙或者局部复发的情况。

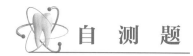

自 测 题

单选题

1. 针对粘固式固定舌侧保持器应该粘接的正确位置是（　　）
   - A. 切端 1/3
   - B. 切端 1/3～1/2
   - C. 邻面接触点处
   - D. 靠近舌隆突
   - E. 靠近牙龈缘

2. Hawley 保持器属于（　　）
   - A. 活动保持器
   - B. 固定保持器
   - C. 功能性保持器
   - D. 牙齿正位器
   - E. 以上都不对

3. 为了保持正畸矫治效果的稳定，以下哪个因素除外（　　）
   - A. 破除吐舌习惯
   - B. 刷牙
   - C. 戴用保持器
   - D. 稳定的咬合关系
   - E. 破除咬唇习惯

4. 下列不属于活动保持器的是（　　）
   - A. Hawley 保持器标准型
   - B. 牙齿正位器
   - C. 固定保持器
   - D. 改良 Hawley 保持器

E. 负压压膜保持器

E. 不保持

5. 一般情况下正畸治疗完成后要求进行至少多久的保持（ ）

A. 半年　　　　　　　　B. 1年

C. 2年　　　　　　　　D. 3年

6. 一般情况，保持器要求患者在最初的6～12个月（ ）

A. 只每天晚上戴用　　　B. 只每天白天戴用

C. 隔日晚上戴用　　　　D. 白天晚上都戴用

E. 随意戴用

（陈 慧）

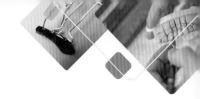

实　　训

实训 1　口腔正畸患者的临床检查及病历书写

【目的和要求】　初步掌握口腔正畸患者的一般检查方法，了解特殊检查方法，学习书写正畸专科病历。

【实训内容】

1. 带教老师示教错𬌗畸形患者的一般检查方法和步骤。

2. 根据检查内容，学生相互检查，加深理解。

3. 带教老师示教特殊检查内容，了解口腔常用X线片的阅读。

4. 初步学习和掌握书写正畸专科病历。

【实训用品】　口腔器械盘（口镜、探针、镊子、无菌干棉球）、直尺、游标卡尺、正畸专科病历、各种正畸患者的记存模型、相片、X线片、CBCT等。

【方法和步骤】　根据检查内容，学生两两分组，相互检查并记录。

1. 询问一般情况

（1）基本信息　姓名、性别、年龄、民族、籍贯、职业、出生地、出生日期、住址、电话、门诊号、记存模型号、就诊日期等。

（2）主诉　记录患者诉说的本次就诊主要原因。通常为其最明显的症状、体征及其持续时间，应简明扼要。

（3）现病史　与主诉有关的疾病发生情况，如萌牙、替牙及龋齿情况，有无早萌、迟萌、乳牙滞留、早失等，有无口腔不良习惯等。

（4）既往史　包括过去健康情况，曾患疾病、治疗情况等。同时询问婴儿喂养方式、颌面部外伤、拔牙史、是否有过正畸治疗史。

（5）家族史　询问患者家属的牙齿情况，了解有无遗传因素或先天因素存在。

2. 检查全身情况

（1）观察精神状态　有无表情异常、精神不振、痴呆等。

（2）发育情况　身高、体重、营养状况等。

（3）全身性疾病　是否有佝偻病、结核病及内分泌疾病等。

（4）关注鼻咽部疾病　如鼻炎、扁桃体肥大等。

3. 使用口腔器械盘，检查牙、𬌗、牙弓情况

（1）𬌗的发育阶段　乳牙𬌗、替牙𬌗或恒牙𬌗。

（2）磨牙咬合关系　中性、近中、远中。

（3）牙和牙弓

1）个别牙错位：唇向错位、腭向错位、近中错位、远中错位、高位、低位、转位、易位、斜轴等。

2）牙的发育异常：牙的萌出、数目、形态、结构及乳恒牙替换有无异常。

3）牙的形态和排列情况：有无牙弓狭窄、腭盖高拱、牙列稀疏、牙列拥挤等。

4）上下牙弓关系。

4.检查颌面部软硬组织

（1）上下颌形态、大小、位置　有无上颌前突或发育不足，下颌前突或后缩，牙槽、基骨丰满度及腭盖的高度。

（2）唇舌系带情况　舌系带是否过短，唇系带是否肥厚或过低。

（3）舌及口腔黏膜情况　舌体大小有无异常，口腔黏膜有无病变。

（4）咀嚼、发声、呼吸及吞咽情况　有无异常。

5.面部检查

（1）面部发育　是否正常，左右是否对称，颏部是否偏斜。

（2）侧面观　面中1/3是否突出或凹陷，面下1/3是否前突或后缩。

（3）面部上、中、下　是否协调，有无面下1/3高度不足或过高。

（4）唇的形态及功能情况　是否短缩、肥厚、翻起、开唇露齿等。

（5）颞下颌关节情况　开口度、开口型是否正常，关节区有无弹响、压痛，关节活动是否自如、有无绞锁现象。

6.了解特殊检查内容和意义

（1）记存模型　用于错𬌗畸形矫治前后对比牙𬌗情况，使用直尺、游标卡尺进行牙弓测量、排牙试验。记存模型要准确清晰，应包括牙齿、牙槽、移行皱褶、唇颊系带和腭盖等。

（2）照相分析

1）面像：拍摄包括正面像、侧位像、3/4侧位像、正面微笑像等照片。

2）口内像：一般需拍摄咬合位的正面、左右侧位及上下牙弓位，共5张照片。

（3）X线头影测量　主要是对X线头颅定位照相的影像进行测量分析，从而了解牙、颌、颅面软硬组织的结构及其相互关系。X线头影测量详见实训三。

（4）其他X线检查　带教老师示教正畸患者典型X线片，包括牙片、咬合片、颞下颌关节开闭口位片、全口曲面体层片，手腕骨X线片，CBCT等。

7.诊断和矫治计划　记录上述检查结果，填写正畸专科病历，并按照Angle错𬌗畸形分类法和毛氏错𬌗畸形分类法进行分类。根据病史和检查所获得的资料，经过综合分析判断，对错𬌗畸形的类型、发病因素和机制得出结论。矫治计划的具体内容应向患者交代清楚，对于患者的疑虑，如患者不愿拔牙、矫治目标期望过高等，应仔细地沟通，达成共识，并记录在案，患者签字同意后开始执行治疗计划。

8.了解复诊记录内容　带教老师讲解展示正畸复诊病历，讲述复诊需检查记录的内容。

（1）记录患者对矫治的主观反应，如有无牙疼、软组织损伤，矫治器固位情况等。

（2）记录患者执行医嘱的情况。

（3）记录客观检查包括牙体和牙周有无不良反应、牙齿移动情况、咬合关系、面型改善情况、口腔卫生状况等。

（4）复诊时所做的处理及对患者的医嘱。

【实训报告】　学生相互采集病史并行体格检查，按照病历要求书写正畸科专科病历，带教老师批改专科病例，并点评代表性病例。

实训 2　记存模型的制作及测量

【目的和要求】　掌握正畸记存模型的要求和制作方法。

【实训内容】

1.示教取印模、灌制模型和记存模型的修整。

2. 学生相互取模并独立完成记存模型制作。

【实训用品】 手术椅、托盘、橡皮碗、石膏调刀、模型修整机、橡皮托、记存模型、垂直板、印模材料、模型石膏、水、排笔、记号铅笔等。

【方法和步骤】

1. 记存模型的要求 牙、牙槽嵴、移行皱襞、唇颊系带和腭盖等解剖特征要准确、清晰。模型修整后能反映口腔的𬌗接触情况。

2. 取印模前准备工作

（1）调整椅位 调整手术椅位置，使患者舒适地坐在手术椅上。患者𬌗面与地面平行，高度以患者的口裂与术者肘部平齐或稍高为宜。

（2）清洁口腔 以清水漱口。若口腔牙结石较多应先行洁牙术。

（3）选择托盘 使用全口有孔平底托盘，托盘大小应适当，要包括牙弓内的全部牙齿，形状要尽量与牙弓协调一致，托盘边缘要有一定的高度，以便能获得基骨的准确形态。

3. 制取印模 取上颌印模时术者应站在患者的右后方，取下颌印模时术者应站在患者的右前方。一般可先取下颌印模，患者适应后再取上颌印模。按比例取适量印模材料和水，置于橡皮碗中调拌均匀，然后装入托盘并引入患者口中，对准牙列，托盘柄对准中线时轻轻均匀加压，使托盘就位。在材料未凝固前做肌功能修整。材料凝固后从口中取出印模，检查印模是否清晰、边缘伸展是否足够，然后用流水轻轻冲去唾液和碎屑后，立即灌注模型。

4. 模型灌制 按水粉比例 1:2 调和适量石膏，使石膏缓慢地沿印模较高处向低处（牙齿位置）流注，边灌注边振荡，避免产生气泡。整个印模灌注满后，将多余石膏堆于玻璃板上，将印模翻转置于堆积石膏上，轻轻加压使托盘底与玻璃板平行，修整周围多余石膏。待石膏凝固（约半小时后），分离出模型。注意模型边缘灌制情况。模型边缘一定要灌制完整，使其能反映基骨、黏膜转折的全貌；模型应有足够的厚度，以保证记存模型底座的高度。

5. 模型修整

（1）模型修整机修整法

1）先修整下颌模型底面，使之与𬌗平面平行，模型座的厚度约为尖牙到前庭沟底总高度的 1/2。

2）修整下颌模型座后壁，使之距离最后一个牙远中约 1/2 牙冠宽度，并垂直于底面和牙弓正中线。

3）将上下颌模型在正中咬合状态下对好位，以下颌模型为标准，修整上颌模型，使上颌模型的后壁与下颌模型后壁在同一平面上。

4）修整上颌模型底面，使其与下颌模型底面平行。

5）使上下颌模型的侧壁与前磨牙及磨牙颊尖平行，周边宽度为 1/2 磨牙颊舌径宽度。

6）将下颌模型底座的前壁修磨成与牙弓前部一致的弧形。

7）上颌模型底座前部呈尖形，前尖在两中切牙之间，后尖在尖牙唇面中部。周边宽度可视前牙唇向倾斜度而定，如上前牙唇向倾斜者，周边相应较宽些，以免磨坏前牙唇面。

8）将上下颌模型侧壁和后壁的夹角磨除，使其形成一与原夹角平分线垂直的壁。

（2）橡皮托底座成形法

1）选择大小合适的橡皮托。将模型做初步修整，使模型的前庭沟与橡皮托的边缘平齐，模型基座宽度适宜。

2）先成形上颌模型基底座。将石膏调拌好后放入橡皮托内，再将完全浸湿的模型放入托中。要求模型中线对准橡皮托中线，两侧对称，去除多余石膏，抹平模型边缘，使其与橡皮托上缘处于同一平面。

3）待上颌基底石膏凝固后，将上下颌模型在正中咬合位置用蜡固定。

4）将调拌好的石膏放入下颌橡皮托中，放置下颌模型，要求上下模型底平行，上下颌模型橡皮托后壁处于同一平面，上下橡皮托中线一致。借助直角形座可较容易达到标准要求。

5）抹平下颌模型边缘。待石膏凝固后，去除橡皮托取出模型，修整飞边。

6）有条件者，可将石膏模型在煮沸的肥皂水里浸泡10分钟。晾干后表面涂蜡，使之既耐磨又光洁。

6. 记录　在记存模型的后壁用铅笔记录患者的姓名、年龄、取模日期、模型编号等。

【实训报告】　学生相互取模，并完成记存模型的制作。

实训3　X线头影测量

【目的和要求】　掌握常用标志点的定位，常用的测量平面及测量项目的组成和意义。

【实训内容】

1. 示教头影图描绘、常用标志点定位、常用平面及常用测量项目。

2. 学生完成头影图描绘、标志点确定、常用测量项目的测量。

【实训用品】　头颅侧位X线片、X线片观片灯、硫酸描图纸、2H硬质铅笔、橡皮、三角尺、量角器等。

【方法和步骤】

1. 描图示教

（1）将硫酸描图纸固定在X线头颅定位侧位片上，一并置于观片灯上。

（2）用2H硬质铅笔细笔尖（小于0.2mm）描出以下测量点。

鼻根点（N）：正中矢状平面上鼻额缝的最前点。

蝶鞍点（S）：蝶鞍影像的中心。

耳点（P）：外耳道的最上点。

颅底点（Ba）：正中矢状面上枕骨大孔前缘的中点。

Bolton点：枕骨髁突后切迹的最凹点。

眶点（O）：眶下缘最低点，通常取两侧眶点影像的中点。

前鼻棘（ANS）：前鼻棘的尖。

后鼻棘（PNS）：硬腭后部骨棘的尖。

翼上颌裂点（Ptm）：翼上颌裂轮廓的最下点。

上牙槽座点（A）：前鼻棘与上牙槽缘点间上牙槽突前部外形最凹点。

上牙槽缘点（SPr）：上中切牙间牙槽突的最前下点。

上中切牙点（UI）：上中切牙切端最前点。

髁顶点（Co）：髁突的最上点。

关节点（Ar）：为下颌升支后缘与颅底外缘X线影像的交点。

下颌角点（Go）：位于下颌下缘与升支后缘交界处。通过下颌平面和下颌支平面交角的角平分线与下颌角的交点来确定。

下牙槽座点（B）：下牙槽缘点与颏前点间骨部的最凹点。

下牙槽缘点（Id）：下牙槽突的最前上点。

下切牙点（Li）：下中切牙切端最前点。

颏前点（Po）：颏部的最前点。

颏下点（Me）：颏部的最下点。

颏顶点（Gn）：颏前点与颏下点的中点。

（3）描绘常用测量平面

眼耳平面（FH）：由耳点和眶点的连线构成。

前颅底平面（SN）：为连接蝶鞍点与鼻根点的连线。常作为面部结构与颅底关系的定位平面。

Bolton平面：由Bolton点与鼻根点连线构成的平面。

腭平面（ANS-PNS）：后鼻棘与前鼻棘的连线。

下颌平面（MP）：在Downs分析法中，将下颌下缘最低部的切线定为下颌平面。在Steiner分析中，下颌角点（Go）与下颌颏顶点（Gn）的连线为下颌平面。

面平面（N-Po）：鼻根点与颏前点的连线。

Y轴（Y axis）：连接蝶鞍中心点（S）和颏顶点（Gn）的连线。蝶鞍中心点和颏顶点的连线与眼耳平面的前下交角即为Y轴角。

（4）常用硬组织测量项目 SNA角、SNB角、ANB角、NPo-FH（面角）、NA-PoA（颌凸角）、MP-FH角（下颌平面角）、Y轴角、上中切牙-SN角、上下中切牙角、下中切牙-下颌平面角、上中切牙倾角、上中切牙突距、下中切角倾角、下中切牙突距。

2. 学生按示教内容完成绘图、定点、测量等工作。

3. 老师对学生描图结果进行评定，检查常用标志点、平面的确定是否正确，测量值是否准确。在老师的指导下，学生分组对测量值展开讨论。

【实训报告】 学生根据示教方法，完成上述各固位装置的制作。

实训 4 活动矫治器的制作（一）

【目的和要求】 通过示教和实验制作，初步掌握单臂卡环、邻间钩、箭头卡环、双曲舌簧、双曲唇弓的弯制方法，并熟悉其结构、功能与使用。

【实训内容】

1. 示教单臂卡环、邻间钩、箭头卡环、双曲舌簧、双曲唇弓的制作过程，同时讲解各装置的制作要点及其功能和应用。

2. 指导学生完成单臂卡环、邻间钩、箭头卡环、双曲舌簧、双曲唇弓的制作。

【实训用品】 梯形钳，尖头钳，三齿钳，切断钳，雕刻刀，蜡刀，红蓝铅笔，酒精灯，石膏模型，直径为0.5mm、0.7mm、0.8mm、0.9mm的不锈钢丝，砂石针，技工打磨机，常用蜡片、打火机或火柴等。

【方法和步骤】

1. 示教单臂卡环的制作 单臂卡环常用于乳磨牙、恒磨牙、前磨牙，也可用于尖牙。

（1）模型准备 弯制前用雕刻刀在石膏模型基牙上，修整颊侧颈缘线，再将基牙邻间隙接触点稍下方的石膏刮除0.5mm，以增强单臂卡环的固位。

（2）卡环臂的形成 截取一段直径为0.9mm的不锈钢丝，长度约为5cm，将一端调磨圆钝，用尖头钳将钢丝弯成与基牙颊面颈缘线形态一致的圆滑弧形，再在石膏模型上比试调整，使弧形大小适度，并与基牙密贴。

（3）连接体的形成 卡环臂形成后，将钢丝沿基牙颊外展隙转至𬌗外展隙，使钢丝与模型密贴，再转至舌外展隙，但不能进入舌侧倒凹区，最后用三齿钳使钢丝与舌侧黏膜均匀离开0.5mm的间隙，末端弯制成曲，以增强卡环与树脂基托的连接强度。

2. 示教邻间钩的制作 邻间钩为常用于第一、第二前磨牙之间或前磨牙与磨牙之间的固位装置，又称颊钩；有时也可用于前牙之间，称唇钩。

（1）模型准备　在要安放邻间钩的两邻牙之间龈乳头处，即接触点稍下方的石膏用雕刻刀刮除1.0mm，目的是增强其固位。

（2）唇（颊）钩的形成　截取一段直径为0.8mm的不锈钢丝，长度约为4cm，用尖头钳夹住钢丝末端，弯成近似于直角的钩，插入接触点稍下方近龈端，钩住邻接点，钩的长度为0.6～0.8mm，钩末端调磨圆钝或焊锡球。

（3）连接体的形成　钩形成以后，用尖头钳将钢丝沿两牙的（唇）颊外展隙转至𬌗外展隙，注意此段钢丝应与石膏模型贴合，然后再由𬌗外展隙转至舌外展隙，但不能进入舌侧倒凹区。钢丝伸向前形成连接体，连接体部分应离开黏膜0.5mm，末端弯制成钩曲状，以增强其与树脂基托的连接强度。

3. 示教箭头卡环的制作　箭头卡环又称为亚当斯卡环，常用于磨牙上，也可用于前磨牙、尖牙及切牙上。

（1）模型准备　用雕刻刀在放置改良箭头卡环的基牙颊面近远中邻间隙，接触点稍下方的龈乳头处，轻轻刮除深约0.5mm的石膏，以加强卡环的固位。

（2）卡环桥部的形成　截取一段直径为0.8mm或0.9mm的不锈钢丝（乳牙钢丝直径可稍小至0.6mm），长度大约在8cm。将钢丝置于基牙颊面比试，使钢丝中点与基牙颊面中点相一致，在钢丝上略短于颊面近远中宽度的位置，用红蓝铅笔作出标记，然后用梯形钳在标记处将钢丝两端向同方向弯折，使内角略小于90°，形成卡环桥部，使之与基牙面平行，并且位于基牙颊面、中1/3交界处，离开基牙颊面约1.0mm的间隙。

（3）箭头的形成　桥部形成之后，用红蓝铅笔在钢丝上距离两内角顶端2～3mm的位置作出标记，用尖头钳夹住该标记向相反方向弯折180°，形成两箭头，再用尖头钳夹住箭头平面，向基牙颊侧近远中邻间隙弯折，使箭头分别与基牙长轴和卡环桥部成45°。应注意，两箭头要与基牙颊面近远中轴角处的牙面贴合紧密，以利固位。

（4）连接体的形成　两箭头形成后，用尖头钳将钢丝两游离端沿基牙近远中转至𬌗外展隙，此段钢丝应与石膏模型贴合，再将钢丝沿𬌗外展隙转至舌外展隙，但勿进入舌侧倒凹区。钢丝伸向前形成连接体，连接体部分应离开黏膜0.5mm，末端弯制成钩曲状，以增强其与树脂基托的连接强度。

4. 示教双曲舌簧的制作　双曲舌簧用于矫治舌向或腭向错位的牙。

取一段0.5mm不锈钢丝，将端磨圆钝，用梯形钳弯成第一个曲，该曲与错位牙颈缘外形应一致，宽度约窄于舌侧颈部近远中宽度1.0mm。再用梯形钳弯第二个曲，曲要保持圆钝，不能成锐角，然后用平头钳夹住此两个曲形成的平面，把钢丝向下弯成圆滑的直角后形成连接体，平面应与被矫治牙的长轴垂直，舌簧的连接全包埋于基托内。

5. 示教双曲唇弓的制作　双曲唇弓用于保持、内收切牙等。由唇弓的水平部分及两个垂直弯曲及连接体组成，取一段0.7～0.9mm不锈钢丝，弯制双曲唇弓的中部使其与切牙接触呈弧形，弓丝位于前牙切1/3与中1/3交界处，在两侧尖牙近中1/3处，将钢丝向牙龈方向弯成两个U形曲，曲的宽度是尖牙宽度的2/3，高度应距前庭底2～3mm并离开组织面约1.0mm，钢丝末端经尖牙与第一前磨牙的颊外展隙、𬌗外展隙到腭部形成连接体，埋于基托内。

【实训报告】　学生根据示教方法，完成上述各固位装置的制作。

实训5　活动矫治器的制作（二）

【目的和要求】　初步掌握上颌双侧后牙𬌗垫矫治器的结构及制作方法，并且了解其主要功能。

【实训内容】

1. 由教师示教上颌双侧后牙𬌗垫矫治器的制作步骤，并且讲解其主要功能及与单侧后牙𬌗垫的制作差异。

2. 指导学生独立完成上颌双侧后牙𬌗垫矫治器的制作。

【实训用品】 细丝钳，梯形钳，蜡刀，切断钳，石膏调刀，橡皮碗，酒精灯，调杯，前牙反𬌗石膏模型，直径为0.5 mm、0.9mm的不锈钢丝，红蓝铅笔，毛笔，分离剂，模型石膏，简单𬌗架，自凝牙托粉，自凝牙托水红蜡片，火柴或打火机，技工打磨机，砂石针，磨头等。

【方法和步骤】 示教上颌双侧后牙𬌗垫矫治器的制作。

（1）确定咬合关系，固定上下颌石膏模型

1）首先将前牙反𬌗石膏模型用水浸透。

2）再将简单𬌗架平放在台面上，调整固定各部位螺丝。

3）将已没过水的石膏模型按照上、下颌咬合关系对好，调和石膏将模型固定于简单𬌗架上。

4）重新调整、固定固位螺丝，升高咬合，其高度以脱离前牙锁结关系为标准，使上、下前牙间保留1～2mm的间隙。

（2）各固位装置及功能附件的弯制

1）固位装置的弯制：可设计上颌双侧第一磨牙单臂卡环或箭头卡环。方法见实训4。

2）双曲舌簧的制作：方法见实训4。

（3）用蜡将已弯制好的单臂卡环、邻间钩固定于颊侧，双曲舌簧固定于被矫治牙的舌侧靠近舌隆突处。

（4）用红蓝铅笔在石膏模型上标出基托的伸展范围，并且在双侧后牙𬌗面及基托范围内均匀涂抹一层分离剂。

（5）𬌗垫与基托的涂塑：常规调和自凝树脂。稀糊期时，开始涂塑基托部分，将单臂卡环、邻间钩及双曲舌簧的连接体均包埋于基托内并将基托涂抹光滑。待树脂达面团期时，取适量树脂置于上颌双侧后牙𬌗面上轻轻加压，涂塑形成𬌗垫雏形，其厚度以解除前牙锁结后再升高1～2mm为宜。根据需要将树脂涂抹成光滑的平面式𬌗垫或与对颌形成尖窝关系的解剖式𬌗垫。

（6）打磨和抛光：待树脂完全硬固后，取下矫治器按照程序打磨、抛光，制作完成。

（7）试戴：将制作好的上颌双侧后牙𬌗垫式矫治器在石膏模型上试戴，并进行仔细检查其固位与贴合情况。

【实训报告】 学生根据示教，独立完成上颌双侧后牙𬌗垫矫治器的制作，并熟悉其临床应用及功能。

实训 6 固定矫治器的弓丝弯制

【目的和要求】 初步掌握固定矫正器标准弓形的弯制及常用曲的意义、临床用途及弯制方法。

【实训内容】

1. 示教弯制固定矫正器标准弓形及常见的弓丝弯曲。

2. 学生根据图示弯制标准弓形及常用曲。

【实训用品】 油性笔、弓丝成形器、刻断钳、梯形钳或细丝钳、直径为0.5mm的不锈钢圆丝、0.017in×0.025in不锈钢方丝、石膏模型等。

【方法和步骤】

1. 弓丝弯制示教 指导教师根据要求，示教标准弓形弯制及常见曲弯制方法。

2. 学生弯制弓丝

（1）弯制标准弓形　将0.017in×0.025in方丝放入方丝弓成形器上相应的0.016in槽沟内，方丝两侧的长度要一致；用左手拇指压住同侧成形器近心侧的弓丝，右手握住方丝弓成形器带动力轴的一端，向远心侧旋转，旋转约90°，至两侧弓丝形成交叉，将动力轴转返回弓丝中点后用左手拇指压住成形器远心侧的方丝，右手握住弓丝成形器，动力轴反方向旋转约90°，交叉至两侧形成十字交叉；动力轴转返回位弓丝中点；弓丝形状作适当调整，在弓形图上比对前牙弓形，此时的弓丝后牙区未完全就位，在尖牙区进行标记；从标记处适当调整一侧后牙区弓丝，之后调整另一侧后牙弓丝，对比弓形图版，用转矩钳检查弓丝转矩。

（2）弯制垂直开大曲　取一段直径为0.5mm的不锈钢圆丝，弯制垂直开大曲，要求开大曲高度7～8mm，宽度2mm，近中臂与远中臂在同一水平线上，且与水平面垂直。开大曲可以唇颊向移动牙齿，2个组成一个加力单位，为拥挤牙开展间隙。

（3）弯制带圈垂直闭合曲　取一段直径为0.5mm的不锈钢圆丝，弯制带圈垂直闭合曲，要求闭合曲高度7～8mm，宽度2mm，近中臂与远中臂在同一水平线上，且与水平面垂直。曲的顶部弯制一个圈，圈的直径为2mm。带圈垂直闭合曲可以关闭牙列散在间隙或拔牙间隙，圈可以使力量更加柔和。

（4）弯制欧米伽曲　取一段直径为0.5mm的不锈钢圆丝，弯制欧米伽曲，要求曲高度3～4mm，直径2～3mm，曲的形状类似Ω形。欧米伽曲主要起到阻挡作用，也可以用来作为弹力结扎曲。

【实训报告】　学生根据示教，独立完成标准弓形的弯制及1个单位垂直开大曲、带圈垂直关闭曲、欧米伽曲的弯制。

实训 7　直丝弓矫治器托槽的定位与粘接

【目的和要求】　初步掌握直丝弓托槽在牙面上的正确位置及粘接方法。

【实训内容】

1. 简单介绍正畸专用粘接剂的特性。

2. 强调托槽在牙面上位置正确的重要性。

3. 在石膏模型上示教直丝弓托槽的粘接方法。

4. 学生在模型上完成直丝弓托槽的粘接。

【实训用品】　氧化锌糊剂、酸蚀剂、石膏模型、定位器、持托槽镊子、探针、调纸、调刀等。

【方法和步骤】

1. 讲解正畸专用粘接剂的特性　自从可以用于直接粘接托槽的粘接剂问世后，省去了以往固定矫治器需多带环的局面。目前正畸临床上使用的粘固剂种类很多，但按其固化不同分为两类，一类是自然常温固化剂，另一类是光敏固化剂。两类粘固剂的主要成分均为环氧丙烯酸酯类。其共性有如下。

（1）常温下能快速固化。

（2）具有足够的粘接强度。

（3）对口腔软硬组织无损害。

2. 托槽的粘接

（1）清洁牙面　以75%乙醇棉球反复擦拭需粘接托槽的牙面，吹干。

（2）牙面的酸处理　以浸有酸蚀剂的棉纸片或薄棉花絮片，贴敷在已清洗和干燥的牙面上1分钟左右后，清水反复冲洗牙面，吹干（在临床上，此时可见到酸蚀过的牙面呈白垩状）。

（3）托槽定位　先在模型上确定临床牙冠中心，画出牙长轴的垂直的水平线。两线交点处即为托槽中心点。注意正确的观察方向。

（4）托槽的粘接　在调纸上使用调刀调制适量的氧化锌糊剂置于托槽的背面，使用镊子将托槽逐个粘接在牙面的准确位置上后，稍加压，用探针去除多余的粘固剂，定位器检查托槽粘接的高度，待干（一般3～5分钟后可完全固化）。

3. 正畸附件的去除

（1）带环的去除　用去带环钳的一端置于带环的龈端，另一端置于牙齿的𬌗面，稍加压即可去除带环，去除多余的粘固剂。

（2）托槽的去除　用去托槽专用钳或霍氏钳分别压住托槽的近远中稍加压，即可去除托槽。用细砂轮去净剩余的粘固剂，此时要十分注意勿损害釉质。

【实训报告】　评价学生托槽粘接的结果。

（刘　超）

主要参考文献

段银钟，冷军，2005. 正畸临床推磨牙远移技术. 西安：世界图书出版公司.

房兵，金作林，白玉兴，等，2021. 儿童和青少年早期错𬌗畸形诊治策略的专家共识. 上海口腔医学，30（5）：449-455.

傅民魁，2013. 口腔正畸学. 6版. 北京：人民卫生出版社.

傅民魁，2020. 口腔正畸学. 7版. 北京：人民卫生出版社.

傅民魁，张丁，王邦康，等，2002. 中国25392名儿童与青少年错𬌗畸形患病率的调查. 中华口腔医学杂志，37（5）：371-373.

林久祥，2011. 口腔正畸学. 北京：人民卫生出版社.

林久祥，许天民，2011. 现代口腔正畸学：科学与艺术的统一. 4版. 北京：北京大学医学出版社.

林珠，段银钟，丁寅，1997. 口腔正畸治疗学. 西安：世界图书出版公司.

王翰章，2002. 口腔基础医学. 成都：四川大学出版社.

赵高峰，2003. 口腔正畸学. 2版. 北京：人民卫生出版社.

赵志河，2020. 口腔正畸学. 7版. 北京：人民卫生出版社.

中华口腔医学会，2017. 临床技术操作规范口腔医学分册（2017修订版）. 北京：人民卫生出版社.

中华口腔医学会口腔正畸专业委员会，2021. 口腔正畸无托槽隐形矫治技术指南（2021版）. 中华口腔医学杂志，56（10）：983-988.

中华医学会，2005. 临床诊疗指南口腔医学分册. 北京：人民卫生出版社.

左艳萍，杜礼安，2015. 口腔正畸学. 3版. 北京：人民卫生出版社.

Al-Khateeb S，Forsberg CM，de Josselin de Jong E，et al.，1998. A longitudinal laser fluorescence study of white spot lesions in orthodontic patients. Am J Orthod Dentofacial Orthop，113（6）：595-602.

Geiger AM，Gerolick L，Gwinnett AJ，et al.，1988. The effect of a fluoride program on white spot formation during orthodontic treatment. Am J Orthod Dentofacial Orthop，93（1）：29-37.

Gorelick L，Geiger AM，Gwinnett AJ，1982. Incidence of white spot formation after bonding and banding. Am J Orthod，81（2）：93-98.

Little RM，Riedel RA，Artun J，1988. An evaluation of changes in mandibular anterior alignment from 10 to 20 years postretention. Am J Orthod Dentofacial Orthop，93（5）：423-428.

Ogaard B，Rølla G，Arends J，1988. Orthodontic appliances and enamel demineralization. Part 1. lesion development. Am J Orthod Dentofacial Orthop，94（1）：68-73.

O'Reilly MM，Featherstone JD，1987. Demineralization and remineralization around orthodontic appliances：an in vivo study. Am J Orthod Dentofacial Orthop，92（1）：33-40.

Reitan K，1969. Principles of retention and avoidance of posttreatment relapse. Am J Orthod，55（6）：776-790.

Sadowsky C，Sakols EI，1982. Long-term assessment of orthodontic relapse. Am J Orthod，82（6）：456-463.

自测题参考答案

第1章

1. B 2. B 3. A

第2章

1. D 2. E 3. A 4. E 5. E 6. C 7. C 8. B 9. C

第3章

1. A 2. C 3. B 4. C 5. A

第4章

1. B 2. C

第5章

1. C 2. A 3. D 4. E 5. E 6. D

第6章

1. D 2. D 3. A 4. C 5. D 6. C 7. D 8. D 9. A 10. D 11. C 12. C 13. A 14. D 15. B
16. C 17. C 18. C 19. C 20. D 21. C 22. B 23. B 24. A 25. D 26. C 27. D 28. C 29. B
30. B 31. A 32. C 33. A 34. C

第7章

1. B 2. E 3. A 4. C

第8章

1. A 2. C 3. A 4. C 5. A

第9章

1. A 2. A 3. D 4. B

第10章

1. C 2. E 3. A 4. D 5. C

第11章

1. D 2. A 3. B 4. C 5. C 6. D